LES INJECTIONS

SOUS-ARACHNOIDIENNES

ET

LE LIQUIDE CÉPHALO-RACHIDIEN

RECHERCHES EXPÉRIMENTALES ET CLINIQUES

PAR

Le Dr Ath. SICARD

ANCIEN INTERNE DES HOPITAUX DE PARIS
LAURÉAT DE L'INSTITUT

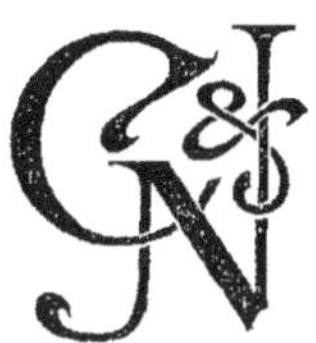 

PARIS

GEORGES CARRÉ ET C. NAUD, ÉDITEURS
3, RUE RACINE, 3

1900

LES INJECTIONS

SOUS-ARACHNOIDIENNES

ET

LE LIQUIDE CÉPHALO-RACHIDIEN

RECHERCHES EXPÉRIMENTALES ET CLINIQUES

PAR

Le Dʳ Ath. SICARD

ANCIEN INTERNE DES HOPITAUX DE PARIS
LAURÉAT DE L'INSTITUT

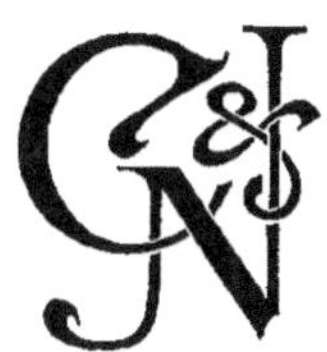

PARIS

GEORGES CARRÉ ET C. NAUD, ÉDITEURS

3, RUE RACINE, 3

1900

DU MÊME AUTEUR

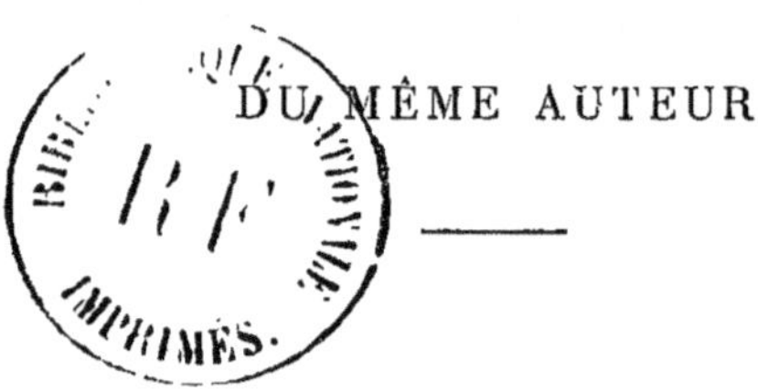

Recherches sur la nature de la substance agglutinante et sa fixation sur les albuminoïdes du sang et des humeurs des typhiques, 29 septembre 1896 (en collaboration avec M. WIDAL). Note présentée par M. DIEULAFOY.

Recherches sur la réaction agglutinante dans le sang et le sérum desséché des typhiques et dans la sérosité des vésicatoires, 31 juillet 1896 (en collaboration avec M. WIDAL).

Recherches sur les propriétés agglutinative et bactéricide du sérum des convalescents de fièvre typhoïde, 9 octobre 1896 (en collaboration avec M. WIDAL).

Opalescence et lactescence du sérum de certains albuminuriques, 6 novembre 1896 (en collaboration avec M. WIDAL).

Sur les affections dites paratyphoïdiques et le séro-diagnostic de la fièvre typhoïde, 4 décembre 1896 (en collaboration avec M. WIDAL).

Variation de la propriété agglutinante dans le liquide pleural des typhiques, 11 décembre 1896 (en collaboration avec M. WIDAL).

Action des températures élevées sur le pouvoir agglutinatif, 15 janvier 1897 (en collaboration avec M. WIDAL).

Abcès rénal à bacille d'Eberth et méningite suppurée dans la convalescence
d'une fièvre typhoïde reconnue par le séro-diagnostic, 15 janvier 1897 (en
collaboration avec M. Troisier).

De l'analgésie trachéale profonde chez les tabétiques, 17 février 1899.

Hypotension artérielle dans la maladie de Parkinson, 5 mai 1899 (en collaboration avec M. Guillain).

SOCIÉTÉ DE BIOLOGIE

Différenciation du bacille typhique et du bacille de la psittacose par la réaction
agglutinante. Des règles à suivre pour la différenciation des microbes d'espèces voisines par l'action des sérums, 28 novembre 1896 (en collaboration
avec M. Widal).

La réaction agglutinante comparée chez le typhique pendant l'infection et
pendant l'immunité, 19 décembre 1896 (en collaboration avec M. Widal).

Séro-diagnostic par le sang desséché au point de vue de la médecine légale et
de l'hygiène publique, 10 janvier 1897 (en collaboration avec M. Widal).

La réaction agglutinante sur les bacilles morts, 30 janvier 1897 (en collaboration avec M. Widal).

La mensuration du pouvoir agglutinant chez les typhiques, 20 février 1897
(en collaboration avec M. Widal).

Transmission de la substance agglutinante typhique par l'allaitement, 27 juillet
1897 (en collaboration avec M. Widal).

Épidémie de psittacose. Recherches bactériologiques, 31 juillet 1897.

Influence de l'organisme sur les propriétés acquises par les humeurs du fait de
l'infection. L'agglutination chez quelques animaux à sang froid, 27 nov.
1897 (en collaboration avec M. Widal).

Passage du bleu de méthylène à travers le placenta, 15 janvier 1898 (en collaboration avec M. Mercier).

Recherches comparatives sur le phénomène de l'agglutination en culture filtrée
et en culture bacillaire, 2 avril 1898 (en collaboration avec M. Widal).

Essais d'injections microbiennes, toxiques et thérapeutiques par voie céphalo-
rachidienne, 30 avril 1898.

Toxicité de quelques humeurs de l'organisme inoculées dans la substance cérébrale, 23 juillet 1898 (en collaboration avec MM. Widal et Lesné).

Inoculations sous-arachnoïdiennes chez le chien, voie crânienne, voie rachidienne, 29 octobre 1898.

Tuberculose et pneumonie sous-arachnoïdienne expérimentale, 29 octobre 1898.

Toxine et antitoxine tétanique par injections sous-arachnoïdiennes, 12 novembre 1898.

Injection sous-arachnoïdienne de cocaïne chez le chien, 20 mai 1899.

Caractères relatifs au sérum sanguin dans certaines variétés de purpura hemorragica, 1er juillet 1899.

Microbe de l'ozène, 21 octobre 1899.

Reproduction expérimentale du chancre simple chez le singe, 11 nov. 1899 (en collaboration avec M. BIZARD).

SOCIÉTÉ DE NEUROLOGIE

Les muscles abdominaux et l'orifice inguinal au cours de l'hémiplégie organique, 9 novembre 1899.

SOCIÉTÉ ANATOMIQUE

Anévrsime disséquant de l'aorte thoracique. Rupture en deux temps, avril 1896.

Abcès du poumon méta-pneumonique. Ostéo-chondrite sterno-costale par propagation. Phlegmon rétro-mammaire gauche. Présence du seul pneumocoque, mai 1897.

CONGRÈS ET PUBLICATIONS DIVERSES

Phlébite au cours du rhumatisme articulaire aigu. *Congrès de médecine interne de Nancy*, août 1896 (en collaboration avec M. WIDAL).

Confusion mentale primitive hystérique. *Congrès des aliénistes*. Marseille, mai 1899.

L'accoutumance au bromure de potassium. *Congrès de médecine interne*. Lille, août 1899 (en collaboration avec M GUILLAIN).

Recherches hématologiques dans quelques maladies du système nerveux. *Con-*

grès de médecine interne. Lille, août 1899 (en collaboration avec M. GUILLAIN).

Le but et les résultats de la Conférence internationale de Bruxelles pour la prophylaxie des maladies vénériennes. *La Presse médicale*, 6 et 16 septembre 1899.

Étude sur le séro-diagnostic et sur la réaction agglutinante chez les typhiques (en collaboration avec M. WIDAL). *Annales de l'Institut Pasteur*, mai 1897.

Hystérie traumatique. Double pied-bot hystérique. Amnésie rétro-antérograde. *La Presse médicale*, n° 85, 15 octobre 1898 (en collaboration avec M. RICHE).

Des injections sous-arachnoïdiennes. *La Presse médicale*, n° 39, 17 mai 1899.

La ponction lombaire, *La Presse médicale*, n° 97, 6 décembre 1899.

Observations in *thèses :* Delarrat, Dumas, Roussel, Dellac, Lieutaud, Tardif, Tixier, Bizard. (*Thèses*, Paris, 1896-1899).

LES

INJECTIONS SOUS-ARACHNOIDIENNES

ET

LE LIQUIDE CÉPHALO-RACHIDIEN

Recherches cliniques et expérimentales.

Travail des services et des laboratoires des Professeurs Raymond et Brissaud.

Considérations générales et exposé du sujet.

Les voies méningées liquides, trop longtemps restées
dans le domaine exclusif de la physiologie et de l'anatomie, appartiennent, à l'heure actuelle, à la clinique.
Le clinicien a montré que la voie sous-arachnoïdienne
était facilement abordable ; et que, par une ponction sans
danger, il était facile d'y puiser le liquide céphalo-rachidien, de l'analyser, de l'étudier et d'en tirer des renseignements utiles au diagnostic.

Il devenait dès lors intéressant de rechercher si cette
cavité, supportant aisément la soustraction, l'évacuation
d'une assez grande quantité de liquide, pouvait à son
tour recevoir et tolérer avec impunité des liquides étran-
gers, des solutions médicamenteuses, qui, inoculés à
son intérieur, pourraient intervenir plus efficacement et
agir peut-être sur les centres nerveux sous-jacents.

C'est dans ce sens que nous avons poursuivi nos
recherches.

Ce n'est pas un des points les moins attachants, dans
l'évolution de la médecine, que cette succession, cet

enchaînement de faits qui, depuis Cotugno et Magendie, ont jalonné l'histoire du liquide céphalo-rachidien et de la voie sous-arachnoïdienne. Quand on relit ces travaux de la première heure (Cotugno, Haller), où l'existence de la sérosité ventriculaire est tour à tour affirmée et niée, considérée comme un produit de condensation *post mortem* ou comme une sorte de fluide vital nécessaire à la pensée, on ne peut s'empêcher d'admirer l'autorité et la prescience avec laquelle Magendie, au commencement de ce siècle, établit l'existence constante chez tous les mammifères de ce liquide si spécial. Magendie a parfois dépassé le but et attribué au liquide cérébro-spinal une importance physiologique et pathologique exagérée, mais il n'en reste pas moins acquis que, depuis ses travaux, les efforts des physiologistes se sont succédés dans ce sens et ont élucidé bien des points de l'histoire des enveloppes méningées.

C'est l'ère des discussions qui va s'ouvrir. On se passionne pour l'existence des communications entre les cavités ventriculaires et la cavité rachidienne ; on envisage tour à tour la pression des centres nerveux, la pulsation cérébrale, la circulation encéphalo-médullaire dans leurs rapports avec le liquide céphalo-rachidien. On s'occupe des oscillations rythmiques de cette humeur, de son passage de la cavité cérébrale vers la cavité rachidienne. Leyden, Mosso, Salathé se servent de la méthode graphique pour enregistrer la pression cérébrale. Richet et Fr. Franck établissent leurs lois de synchronisme du flux et reflux du liquide céphalo-rachidien, rapporté aux mouvements d'inspiration et d'expiration.

Jusque-là, cantonnée exclusivement dans le domaine de la physiologie, l'étude de ces voies méningées va être reprise par les anatomistes et les histologistes. Bichat avait déjà étudié minutieusement sa séreuse arachnoïdienne ; His, Lépine, Robin, Key et Retzius vont décrire et analyser la disposition si spéciale de ces gaines circulaires, disposées en manchon tout autour des petits vaisseaux pie-mériens. Duret et Heubner fixent la disposition des lacs sanguins interméningés et des fines arborisations des capillaires sanguins dans le parenchyme nerveux.

Et c'est ainsi que, grâce aux travaux des physiologistes et des anatomistes, l'on arrivait à une conception nette du rôle joué par le liquide céphalo-rachidien et les enveloppes méningées. Il restait bien encore tout un chapitre obscur à élucider : les origines du liquide, les conditions dans lesquelles se faisaient sa sécrétion, sa résorption, sa régénération, se présentaient comme autant d'inconnues. On tâchait d'y suppléer en multipliant les examens chimiques, en établissant minutieusement la composition du liquide céphalo-rachidien, en dosant les matières organiques, inorganiques, les sels de chaux, de potasse ; on montrait toute la différence qui pouvait le séparer des autres humeurs de l'économie ; sauf pour la sécrétion sudorale, à laquelle on voulait l'assimiler.

La clinique n'avait pu assister qu'indifférente à ces différentes étapes ; elle ne s'était enrichie au lit du malade d'aucune méthode nouvelle, utile au diagnostic ou à la thérapeutique.

Le jour où Quincke eût prouvé avec quelle facilité et quelle innocuité on pouvait, chez l'homme, à travers un espace lombaire, perforer les méninges et puiser, à l'aide d'un trocart moyen, le liquide cérébro-spinal, l'étude de la voie sous-arachnoïdienne et du liquide céphalo-rachidien entrait définitivement dans le domaine de la clinique. De nombreux médecins partagèrent l'enthousiasme de la première heure. Il serait peut-être possible, dans ces maladies du système nerveux si souvent incurables, dans la méningite tuberculeuse, la paralysie générale progressive, l'épilepsie, de ne plus assister impuissant à l'évolution fatale (1). On était peut-être armé d'une nouvelle méthode thérapeutique. La décompression du cerveau modifierait sans doute favorablement l'évolution de ces maladies. Mais il fallut bientôt avouer que les résultats thérapeutiques demeuraient incertains et les rares succès, tout à fait momentanés, même dans les cas les plus justiciables de l'évacuation de cette humeur. Cependant, les sociétés étrangères, allemandes surtout, continuèrent longtemps encore à discuter les bénéfices thérapeutiques de la « lumbal-punction ». Aujourd'hui, la question n'est pas loin d'être jugée, et l'on peut dire que la soustraction, même répétée, d'une plus ou moins grande quantité de liquide céphalo-rachidien n'est, en général, suivie d'aucune action curatrice. M. Marfan, qui s'est occupé en France de la question, a pu écrire qu'au cours de la méningite tuberculeuse chez les

---

(1) Quincke. *Berliner klinische Wochenschrift*, 21 sept. 1891, n° 38. Die lumbalpunction des hydrocephalus.

enfants, la ponction lombaire ne lui avait jamais donné d'amélioration durable. Nous-même, qui avons tenté et répété la ponction lombaire chez des méningitiques ou des paralytiques généraux, nous n'avons jamais obtenu qu'un amendement momentané de certains symptômes.

La clinique devait-elle donc perdre ses droits à la ponction lombaire et ne pourrait-on envisager l'utilité de cette ponction à un point de vue nouveau, au point de vue du diagnostic? L'étude du liquide retiré donnerait peut-être des renseignements, des indications utiles; on serait fixé sur l'existence réelle d'une méningite, sur sa nature microbienne. Il est indiscutable, et M. Netter a tout récemment insisté sur ce point, que dans certains cas la ponction lombaire est d'une utilité certaine pour le diagnostic. Elle nous a permis, dans un cas de méningite observé dans le service de M. Brissaud, d'affirmer la nature tétragénique de l'infection méningée, elle nous a permis de porter avec M. Enriquez, chez un malade trépané pour tumeur cérébrale par M. Monod, le diagnostic de tumeur actinomycosique. La présence de spores actinomycosiques constatée dans le liquide céphalo-rachidien était indiscutable. M Netter a pu, dans un certain nombre de cas constater au cours de la méningite cérébro-spinale la présence de microbes spécifiques dans le liquide céphalo-rachidien. Nous avons pu également, dans ces derniers temps, au cours de plusieurs méningites suppurées, étudiées dans le service de M. Brissaud, avec M. Enriquez, déceler dans le liquide retiré des diplocoques divers.

Il est vrai de dire qu'au cours de la méningite tuberculeuse, la certitude diagnostique fournie par la ponction lombaire n'est pas applicable à tous les cas. Souvent le liquide retiré est d'une limpidité parfaite, l'examen microscopique ne permet pas de colorer de bacilles de Koch, l'inoculation au cobaye peut même, dans certains cas, échouer, et pourtant l'évolution de la maladie, l'autopsie ne laissent aucun doute sur la nature du processus méningitique. Ces constatations négatives sont toujours vraies dans l'évolution des néoplasies tuberculeuses localisées.

Par contre, la présence du bacille de Koch dans le liquide céphalo-rachidien permet, au contraire, un diagnostic d'absolue certitude. Les statistiques de Fürbringer, de Lenhartz, de Stadelmann, indiquent la présence de ce bacille dans le liquide retiré dans la proportion de 25 pour 100. La présence du bacille de Koch dans le liquide est donc un signe positif au point de vue du diagnostic, son absence dans le même liquide est dépourvue de signification.

De l'ensemble de ces faits, de ce coup d'œil général que nous venons de jeter sur les deux étapes thérapeutique et diagnostique qu'a parcourues en clinique l'étude de la voie sous-arachnoïdienne et du liquide céphalo-rachidien, il résulte que la ponction lombaire n'a pas toujours tenu au lit du malade les résultats thérapeutiques qu'elle promettait. L'évacuation de cette humeur n'a jamais été suivie que de succès momentanés ; par contre, les résultats diagnostiques sont d'une valeur incontestable, dans certains cas.

Il est, de plus, un enseignement que nous devons

garder de ces nombreux essais, de ces ponctions lombaires, souvent pratiquées en France et surtout à l'étran-
ger, c'est l'innocuité à peu près absolue que présente cette
petite opération. Nous avons fait, dans ces deux dernières années, plus de cent ponctions et répété souvent
la ponction chez le même malade sans que nous ayons
jamais eu le moindre accident à déplorer. La céphalée,
un léger vertige ont été les seuls symptômes observés (1).
Ils ne sont, du reste, que passagers. Ce n'est pas là,
sans contredit, un des côtés les moins intéressants de la
ponction lombaire, lorsqu'on voit avec quelle impunité
les malades supportent l'évacuation de quantités souvent
grandes de liquide céphalo-rachidien. Nous savions bien,
et ce fait était connu depuis longtemps, que les chirurgiens (Tillaux, Verneuil, Billroth) avaient rapporté des
observations de malades qui, après fracture de crâne ou
extirpation de polypes nasaux, perdaient dans les 24 heures
près d'un litre de liquide céphalo-rachidien et cela durant
des mois, sans éprouver le moindre trouble physique ou
intellectuel ; mais ces observations, isolées et fortuites,
avaient passé inaperçues.

Ainsi, la voie sous-arachnoïdienne, le liquide céphalo-
rachidien nous apparaissent, en clinique, à la fois comme
une des voies les plus maniables et comme un liquide
que l'on peut soustraire à l'organisme sans dommage, *que
l'on peut peut-être remplacer impunément par un autre liquide.*

---

(1) A. SICARD. La ponction lombaire. *La Presse médicale*, 6 décembre
1899, n° 97.

C'est guidé par ces considérations que nous avons été conduit à nous demander si l'on ne pourrait pas, dans le domaine de la clinique, assigner à la ponction lombaire un troisième rôle, rôle vraiment thérapeutique, *si cette ponction servait non plus seulement à soustraire de l'organisme une plus ou moins grande quantité de liquide céphalorachidien, mais à introduire par cette voie sous-arachnoïdienne des substances médicamenteuses plus ou moins actives.*

M. Marfan (1) pouvait écrire il y a quelques mois :

« Un jour, peut-être, la ponction lombaire permettra d'injecter dans l'espace sous-arachnoïdien un liquide capable de modifier heureusement le processus tuberculeux. Dans un cas, j'ai pu instiller quelques gouttes d'une solution de sublimé à 1 pour 10000. L'effet fut nul, ni favorable, ni défavorable. »

M. Chipault (2), dans une des séances de l'Académie, croyait pouvoir conclure à l'avenir thérapeutique de la ponction, « dans la substitution à ce liquide de sérum artificiel ou de substances diverses ».

Encouragé par des expériences préliminaires chez les animaux, nous avons pu, dès le mois de février 1898, pour la première fois, dans le service de M. Brissaud, chez un malade, au huitième jour d'un tétanos franchement déclaré, abandonner dans l'espace sous-arachnoïdien, après ponction lombaire, 4 centimètres cubes

---

(1) Marfan. Traité des maladies de l'enfance. (Masson, éditeur, 1898.) Article : Méningite tuberculeuse. p. 394.

(2) Chipault. La ponction lombo-sacrée. Séance de l'*Académie de médecine* du 6 avril 1897.

de sérum antitétanique. L'injection ne fut nullement douloureuse, il n'y eut aucune réaction morbide consécutive et le malade ne mourut que quelques jours après, emporté par des accidents tétaniques bullaires. Dans la même note (1) où nous rapportions cette observation, nous consignions également l'innocuité avec laquelle nous avions pu, chez deux paralytiques généraux, abandonner dans l'espace sous-arachnoïdien 10 centimètres cubes de solution salée à 5 pour 1000.

M. Jaboulay (2) confirmait quelques jours plus tard nos résultats. Il avait pu injecter dans deux cas, l'un de sclérose en plaques, l'autre de paraplégie spasmodique, 4 centimètres cubes et 10 centimètres cubes de sérum antitétanique; ces injections furent très bien supportées.

Presque en même temps, M. Jacob (3), dans le laboratoire de M. Leyden, expérimentait chez le chien l'injection sous-durale d'iodure de potassium et de bleu de méthylène. Il annonçait que chez une malade hystérique il avait pu injecter par voie sous-arachnoïdienne lombaire un certain nombre de centimètres cubes d'eau faiblement salée, sans provoquer aucune réaction morbide.

Voilà des faits acquis à la clinique. La cavité sous-arachnoïdienne de l'homme était capable de supporter impunément des quantités relativement considérables de

---

(1) A. SICARD. Essais d'injections microbiennes, toxiques et thérapeutiques par voie céphalo-rachidienne. *Société de biol.*, 30 avril 1898.

(2) JABOULAY. Drainage de l'espace sous-arachnoïdien et injection de liquides médicamenteux dans les méninges. *Lyon médical*, 15 mai 1898.

(3) P. JACOB. Duralinfusion. *Berliner klinische Wochenschrift*, 23 e 30 mai 1898, nos 21 et 22.

solution physiologique. Elle devenait accessible à la thérapeutique directe. Des substances médicamenteuses abandonnées à son intérieur et brassées par le liquide céphalo-rachidien pourraient peut-être agir plus efficacement sur la substance nerveuse sous-jacente.

MM. Roux et Borel (1), au congrès de Madrid, ne venaient-ils pas, en préconisant une nouvelle thérapeutique du tétanos déclaré, de démontrer que le cerveau des animaux était capable de supporter, sans aucun trouble moteur consécutif, l'injection lente de quantité de liquide relativement considérable. MM. Chauffard et Quénu (2) ne tardaient pas à faire les mêmes constatations sur le terrain de la clinique et à guérir par l'injection cérébrable d'antitoxine leur malade tétanique.

Ce sont là des faits cliniques d'une très haute importance. Le cerveau de l'homme se montre maniable, il se laisse injecter, il peut résorber les substances liquides déposées à l'intérieur de son parenchyme ; les cellules, les fibres nerveuses peuvent être lacérées, écartées, comprimées, subir le contact direct de corps liquides, de sérums thérapeutiques ; — ce cerveau n'a nullement souffert, et l'injection n'a laissé aucune trace de son passage : le malade guéri ne conserve aucun trouble moteur ou psychique.

Nous avions donc le droit, devant cette extrême tolé-

---

(1) Roux et Borel. *Congrès de Madrid*, avril 1898. Tétanos cérébral.
(2) Chauffard et Quénu. Tétanos traumatique traité et guéri par injections intracérébrale d'antitoxine. *Presse médicale*, 18 juin 1898, n° 51.

rance des centres nerveux, de pousser plus avant nos recherches, et de nous demander si, par l'abandon dans l'espace sous-arachnoïdien de substances médicamenteuses, on ne pourrait pas modifier favorablement l'évolution de certaines maladies réputées jusqu'ici incurables.

Mais plusieurs questions se posaient aussitôt. La substance médicamenteuse déposée à la région lombaire était-elle véritablement brassée par les mouvements du liquide céphalo-rachidien? Parvenait-elle à atteindre les centres nerveux supérieurs? Y avait-il résorption des substances déposées à l'intérieur de la cavité sous arachnoïdienne? Et, si cette résorption existait, dans quelles conditions se faisait-elle? Était-elle favorisée par l'abandon de petites ou de grandes doses de liquide injecté? Les substances inoculées pénétraient-elles dans les cavités ventriculaires? Quel pouvait être le rôle joué par les exsudats préformés dans l'arrêt ou la résorption de ce liquide médicamenteux? La voie sous-arachnoïdienne lombaire était-elle la voie la plus favorable? Ne devait-on pas lui préférer la voie sous-arachnoïdienne cérébrale?

C'est pour résoudre ces inconnues que nous avons entrepris des recherches sur les animaux. Nous avons rapidement abandonné les cobayes et les lapins, animaux trop petits pour ces expériences délicates, et nous avons pris le chien comme animal de choix.

Plus de 150 chiens ont servi à nos expériences.

Après une étude chez cet animal des deux voies sous-arachnoïdiennes cérébrale et médullaire, nous avons acquis la conviction que, seule, la voie sacro-lombaire pouvait servir au but que nous poursuivions. C'est le choix de ces deux vóies que nous discutons dans une *première partie,* en fixant le procédé et la technique opératoire d'une exactitude rigoureuse.

Dans une *seconde partie,* après des considérations cliniques sur l'infection arachnoïdo-pie-mériennc, nous étudions le liquide céphalo-rachidien chez l'homme et l'animal à un point de vue spécial : au point de vue de sa toxicité, de ses propriétés bactéricides *in vitro, in vivo*; des qualités qu'il peut acquérir au cours de certaines infections ou immunisations, comme dans la maladie typhique, par exemple. Nous tâchons de déterminer aussi le rôle joué par l'enveloppe arachnoïdo-pie-mérienne dans les phénomènes de perméabilité vis-à-vis des agents d'origine exogène ou endogène. Nous tirons de ces faits quelques déductions pratiques au point de vue clinique.

Dans *une troisième partie,* nous avons recherché la tolérance, chez nos animaux, de la cavité sous-arachnoïdienne vis-à-vis de certains corps (eau salée, substances huileuses, gaz); puis, essayé de déterminer l'équivalent toxique de certaines substances inoculées par voie sous-arachnoïdienne, comparativement à l'équivalent toxique de ces mêmes substances mesuré par inoculation cérébrale, veineuse ou sous-cutanée. Nous avons encore essayé par cette même voie sous arachnoïdienne de renforcer la virulence de certains microbes. Enfin, par des médicaments appropriés déposés dans le liquide céphalo-rachidien, nous nous sommes efforcé d'enrayer et l'évolution du tétanos sous-cutané expérimental et l'éclosion de la tuberculose méningée expérimentale.

La quatrième partie traite des injections sous-arachnoïdiennes chez l'homme. Les tentatives sont encore trop peu nombreuses pour que nous puissions émettre une opinion sur la valeur de ces injections, au point de vue thérapeutique.

La chirurgie, à un autre point de vue, a bénéficié de cette méthode par l'emploi de l'injection sous-arachnoïdienne lombaire de cocaïne. M. Bier (1), M. Seldowitsch (2), M. Tuffier (3) ont pu de cette manière obtenir l'analgésie absolue des membres inférieurs et mener à bien des opérations chirurgicales très douloureuses.

L'avenir nous dira si nous pourrons, au lit du malade, par des médicaments appropriés, arriver ainsi à enrayer ou à transformer l'évolution de certains processus méningés infectieux ou de certaines intoxications des centres nerveux. Mais nous étions, dès à présent, en droit de nous poser ces questions et de chercher à les résoudre.

---

(1) A. Bier. Ueber Cocaïnisirung des Rückenmarks. *Deuts. Zeitschr. f. Chir.*, 1899, t. LI, p. 361.

(2) Seldowitsch. Ueber Cocaïnisirung des Rückenmarks. *Centralbl. f. Chir.*, 1899, n° 41, p. 1110.

(3) Tuffier. Analgésie chirurgicale par l'injection de cocaïne sous l'arachnoïde lombaire. *Soc. de biol.*, 11 novembre 1899 et la *Presse médicale*, 15 novembre 1899, n° 91.

PREMIÈRE PARTIE

VOIE EXPÉRIMENTALE SOUS-ARACHNOÏDIENNE

CHAPITRE I

Voie expérimentale sous-arachnoïdienne chez le chien.
Technique opératoire.

Laissant expérimentalement de côté tout ce qui peut
être relatif à la pression du liquide céphalo-rachidien,
nous ne nous sommes placé qu'à ce double point de vue :
commodité de la prise pure et aseptique du liquide, facilité de l'injection. Pour se mettre à l'abri de toute
erreur, il est nécessaire d'opérer à ciel ouvert; un traumatisme cérébral ou médullaire même léger, ou l'injection du liquide expérimental dans l'espace épi-dural
pouvant changer les conditions de l'expérience. Nous
avons successivement recherché quelle est de toutes les
voies céphalo-rachidiennes la plus abordable et la plus
facilement utilisable pour notre étude.

A. **Voie crânienne.** — Appliquons à la région pariétale postérieure une ou deux couronnes de trépan. La
dure-mère se présente à nous sans hémorragie. On peut
voir par transparence le liquide céphalo-rachidien bai-

gnant le cortex sous-jacent. Le cerveau tend à faire légèrement hernie. Ses battements sont nettement visibles.

a) *Prise.* — Perforons la dure-mère de la pointe d'une
aiguille courbe, d'un diamètre légèrement supérieur à
celui d'une aiguille de Pravaz. Souvent, mais non toujours, le liquide va s'écouler goutte à goutte. Il n'est que
rarement pur, bientôt teinté de sang, autant du fait des
mouvements d'expansion du cerveau que de la perfora-
tion fréquente des petits lacs sanguins inter dure-mé-
riens.

b) *Injection.* — Sous la méninge crânienne l'injection
est difficile. La dure-mère, à ce niveau, membrane fi-
breuse, lisse, tendue, fort peu élastique, n'a aucune tendance à revenir sur elle-même, et ne se prête nullement
à la ligature ou au pincement. Le liquide poussé s'accu-
mule sur place, et ne fuse que tardivement dans l'espace
sous-arachnoïdien avoisinant ; aussi, voit-on souvent
après une injection trop rapide ou d'un volume trop considérable le liquide faire retour en suivant les parois de
l'aiguille. Quand cette dernière est retirée, la petite per-
foration méningée est difficile à obturer. Le pincement
est délicat, souvent impossible. Le collodion n'est pas
d'un usage pratique. La meilleure technique consiste à
coller sur la pie-mère une mince lamelle de caoutchouc
et à perforer les méninges à travers cette membrane
artificielle qui se referme ensuite d'elle-même. Il est
souvent indiqué d'user d'un léger massage pour faciliter
l'échappée du liquide dans les espaces proches sous-
arachnoïdiens.

B. **Voie atloïdo-occipitale.** — C'est l'espace choisi

par Magendie (1) pour démontrer chez l'animal la présence du liquide céphalo-rachidien. Il est nécessaire de se frayer un chemin à travers tous les muscles de la nuque. La perte de substance souvent énorme laisse voir la membrane atloïdo-occipitale se détachant nettement au fond de la plaie, avec ses mouvements alternatifs de retrait et d'expansion. Si l'on a soin de ponctionner sur une pointe de feu, le liquide sort souvent pur, non souillé d'éléments globulaires. *La prise* n'est rendue difficile que par la profondeur de l'incision. *L'injection* est facilement poussée, mais l'obturation de la piqûre méningée est difficile. Elle ne peut se faire que par la compression, ou à l'aide du collodion, et, par suite, n'offre aucune sécurité.

C. **Voie dorsale.** — Assez facilement abordable après incision des tissus et laminectomie simple ou double. On doit craindre ici les hémorragies abondantes, rendant difficile la pureté de l'écoulement céphalo-rachidien. La piqûre de la moelle est souvent délicate à éviter, et l'occlusion de la plaie méningée ne se réalise qu'avec peine.

D. **Voie sacro-lombaire.** — Elle doit rester plus sacrée que lombaire, puisque le but essentiel que nous proposons est d'aborder le cône dural par son extrémité tout inférieure. C'est là le procédé de choix auquel

---

(1) Magendie. Mémoire sur un liquide qui se trouve dans le crâne et le canal vertébral de l'homme et des animaux mammifères. *Journal de physiologie expérimentale et pratique.* Paris, 1895.

Magendie. Recherches physiologiques et chimiques sur le liquide céphalo-rachidien. Paris, 1842.

nous nous sommes définitivement arrêté. Les points de repère sont aisés à reconnaître ; l'espace sacro-lombaire qui doit servir de guide étant toujours très facile à délimiter.

Comme le montre la figure 1, après incision des tissus et section des apophyses épineuses sous-jacentes, une pince coupante est introduite dans l'espace ovalaire sacro-lombaire et vient tailler l'ouverture nécessaire. Il faut se rappeler que chez les chiens jeunes, de petite taille, allongés, le cône dural descend jusqu'à la deuxième et même la troisième vertèbre sacrée. Chez les chiens de grande taille et vieux, le cône dural s'arrête déjà au niveau de l'extrémité inférieure de la dernière lombaire.

a) *Prise*. — La laminectomie unilatérale ou bilatérale suivant les cas, faite facilement à la pince coupante, on incise le feuillet externe de la dure-mère, quand la paroi osseuse à laquelle il adhère ne l'a pas déjà entraîné. On écarte une couche de graisse semi-fluide, fuyant sous la pince, et le cône dural se présente bientôt gris bleuté sous forme de cordon circulaire. Une sonde cannelée sert à l'attirer au dehors, la traction est facile et permet d'entourer d'un fil l'extrémité du cône. Une pince à pression douce est placée directement au-dessus. Une fine incision immédiatement sous-jacente va permettre l'introduction d'une petite canule à bords émoussés. On fait glisser la pince à pression qui vient fixer la canule doublée maintenant de l'enveloppe méningée, et le liquide s'écoule plus ou moins rapidement à grosses gouttes d'une limpidité parfaite.

Dans ces conditions, nous avons obtenu dans tous les cas, sans exception, l'évacuation du liquide ; un peu d'attention permet de le retirer pur de tout élément globulaire.

b) *Injection*. — Par la même canule laissée en place, on pousse l'injection avec une facilité extrême. Comme nous le répéterons plus loin, on peut avec impunité introduire des quantités de liquide vraiment étonnantes, près de 200 centimètres cubes d'eau salée chez un chien de moyenne taille. Si l'injection est bien faite, le liquide même soumis à ces pressions excessives n'a aucune tendance à s'échapper par la piqûre méningée, que vient bientôt obturer, après retrait de la canule, une ligature circulaire, au fil de soie, posée à ciel ouvert.

E. **Voie ependymaire.** — Nous avons encore recherché si l'on pouvait atteindre le liquide céphalo-rachidien par la voie directement ependymaire, et dans ce but nous avons étudié le ventricule ependymaire lombaire de Krause chez le chien. Ce ventricule est abordable après laminectomie ; mais l'injection est excessivement délicate, et bien souvent, c'est en partie dans la substance nerveuse elle-même, en partie dans le canal ependymaire que l'on pousse l'injection.

CONCLUSIONS

De l'ensemble de cette étude sur la voie expérimentale sous-arachnoïdienne, nous pouvons conclure :

1° Que l'arachnoïde lombaire se laisse atteindre beaucoup plus facilement que l'arachnoïde cérébrale ;

2° Que la *ponction* de l'arachnoïde lombaire se prête
beaucoup plus facilement à l'écoulement du liquide que
la ponction de l'arachnoïde cérébrale ;

3° Que l'*injection* sous l'arachnoïde lombaire ne
souffre aucune difficulté, alors qu'elle est très délicate
sous l'arachnoïde cérébrale ;

4° Que le liquide injecté diffuse rapidement lorsqu'il
est mis sous l'arachnoïde lombaire, alors que déposé
sous l'arachnoïde cérébrale il a grand'peine à fuser dans
les espaces arachnoïdiens avoisinants;

5° Qu'enfin, il est possible d'inoculer sous l'arachnoïde lombaire une quantité considérable de liquide (200
à 300 centimètres cubes), tandis que l'inoculation à ces
doses élevées devient absolument impraticable sous
l'arachnoïde cérébrale.

Pour toutes ces considérations, la voie sacro-lombaire
doit rester le procédé de choix, autant à cause de la constance de l'écoulement du liquide céphalo-rachidien que
de la facilité de l'injection sous-arachnoïdienne.

DEUXIÈME PARTIE

LIQUIDE CÉPHALO-RACHIDIEN

ENVELOPPE ARACHNOIDO-PIE-MÉRIENNE

CHAPITRE I

Considérations histologiques et cliniques.

L'étude du liquide céphalo-rachidien et de l'enveloppe arachnoïdo-pie-mérienne, c'est-à-dire de la méninge molle, commande, en clinique, l'histoire des méningites.

A titre d'affection isolée et indépendante, comme l'écrit M. Dupré, l'arachnitis n'existe plus, ni au point de vue symptomatique, ni au point de vue anatomo-pathologique, et, s'il y a encore pour les histologistes, une dure-mère, une séreuse arachnoïdienne, une pie-mère, les cliniciens n'admettent actuellement que deux localisations possibles des lésions infectieuses sur les méninges — méninge dure et méninge molle — d'où les deux grands types anatomo-pathologiques de pachyméningite et de leptoméningite.

---

(1) Nous avons réuni dans un même chapitre l'étude du liquide céphalo-rachidien et de l'enveloppe arachnoïdo-pie-mérienne. Les liens qui unissent le contenant au contenu sont trop intimes pour que nous ayons songé à scinder cette étude.

(2) Dupré. *Manuel de médecine.* Article Méningite, t. III, p. 111.

Qu'il y ait à côté de ces deux types classiques de nombreuses variétés, établies sur le caractère aigu ou chronique, hémorragique ou purulent, exsudatif ou néo-membraneux, diffus ou circonscrit du processus anatomo-pathologique, le fait n'est pas douteux.

Mais, le point sur lequel l'anatomie pathologique ne ne nous a pas encore renseigné, c'est, non l'étude d'une lésion constituée, en pleine évolution ; mais, le début de cette lésion, sa période tout initiale, sa naissance, son mode d'apparition, son envahissement, sa propagation de la première heure (1). Faut-il incriminer le vaisseau lymphatique dans le mécanisme de cette infection méningée ? Faut-il donner au vaisseau sanguin le rôle prépondérant ? Autant d'inconnues. Certains auteurs constatent la présence de microbes dans les gaines péri-vasculaires, les autres dans les artérioles capillaires. Pour les premiers, l'ensemencement de la séreuse méningée se fait par la voie lymphatique, pour les seconds par la voie sanguine.

Pour apporter quelques éléments nouveaux au problème, il était nécessaire de serrer de plus près l'étude des lymphatiques au niveau des centres nerveux.

Or cette étude est restée très obscure et les conceptions les plus diverses ont été émises à ce sujet. Nous ne rappelerons pas les vues nombreuses de tous les auteurs qui se sont occupés de la question.

---

(1) Nous faisons évidemment allusion ici aux méningites d'origine micro-bienne.

L'opinion classique veut que tout autour des artérioles qui s'enfoncent dans le parenchyme nerveux, existent des gaines spéciales (gaines péri-vasculaires) dans lesquelles chemine la lymphe. En dehors des centres nerveux, ces gaines viendraient s'ouvrir dans les espaces sous-arachnoïdiens, c'est-à-dire en plein liquide céphalo-rachidien. De telle sorte que, si l'on adopte cette théorie, les centres nerveux ne seraient plus baignés par un liquide spécial, le liquide céphalo-rachidien, mais bien par un liquide où chemineraient en toute liberté les éléments de la lymphe. Nous ne croyons pas à la justesse de cette conception. Nos expériences nous permettent de dire que jamais dans le liquide céphalo-rachidien de l'animal à l'état sain, physiologique, nous n'avons rencontré d'éléments globulaires leucocytes ou hématies, quand ce liquide avait été retiré avec toutes les précautions signalées au chapitre précédent.

C'est un véritable sac clos que l'enveloppe arachnoïdo-pie-mérienne; et le liquide céphalo-rachidien est un liquide tout à fait à part. Nous n'en voulons comme preuve que ces deux faits que nous rapportons en détail dans les pages suivantes, et qui prouvent que le sac clos arachnoïdo-pie-mérien ne peut être assimilé aux autres séreuses.

Chez les chiens soumis à l'ingestion ou à l'injection sous-cutanée de doses élevées d'iodure de potassium, nous n'avons jamais pu déceler dans cette humeur, durant la vie de l'animal, aucune trace de ce toxique minéral, alors que tous les autres liquides de l'économie en renfermaient des proportions notables (notamment sérosités pleurale et abdominale).

La réaction agglutinante, quelque soit son taux dans l'humeur sanguine, n'apparaît jamais dans le liquide céphalo-rachidien, durant la vie de l'animal, alors qu'on peut la constater dans l'humeur des autres séreuses (pleurale, abdominale).

Comme nous le verrons encore, nous avons établi que ce même liquide céphalo-rachidien, au contraire du plasma sanguin, n'exerçait aucune action coagulante sur les liquides non spontanément coagulables.

Nos recherches nous permettent de concevoir la disposition suivante pour les gaines lymphatiques et leur rapport avec les vaisseaux sanguins et le liquide céphalo-rachidien.

En premier lieu, on ne saurait douter de l'existence des lymphatiques au niveau des centres nerveux. Partout où prend place du mésoderme, du tissu conjonctif, existent également des lymphatiques.

Tout autour des capillaires et des petits vaisseaux des centres nerveux est adossée une gaine circulaire lymphatique. Cette gaine se prolonge au niveau des parois des vaisseaux devenus plus gros et qui traversent les espaces sous-arachnoïdiens. De là elle se continue encore au niveau des parois des sinus de la dure-mère.

Les leucocytes contenus dans ces gaines se déversent soit directement dans leur vaisseau ou leur sinus correspondant, soit encore dans les espaces du diploé, et, de là, de proche en proche, vont rejoindre, sans canalisation spéciale, les espaces lymphatiques et les canalicules lymphatiques extra-crâniens.

Quant au liquide céphalo-rachidien, il entoure bien les vaisseaux artériels à leur entrée dans le parenchyme nerveux ; mais il les entoure à l'aide d'une seconde gaine plus externe, qui, à l'état physiologique, ne communique pas avec la gaine lymphatique.

Cette seconde gaine renfermant exclusivement du liquide céphalo-rachidien n'a sa raison d'être qu'au niveau des vaisseaux de quelque importance — pour atténuer le choc sanguin. — Au niveau des fins capillaires, elle a disparu, la gaine lymphatique seule existe, facilitant ainsi directement les échanges entre le plasma sanguin et le tissu nerveux.

A l'état pathologique, on comprend combien aisément les leucocytes ou les microbes pourront émigrer en plus ou moins grand nombre du vaisseau dans la première gaine lymphatique, puis de là dans la deuxième gaine, pouvant ainsi se disséminer aisément à tout le liquide céphalo-rachidien. Ces conceptions que nous émettons ne sont pas purement hypothétiques ; elles résultent de coupes que nous avons faites à la suite d'inoculations de particules d'encre de Chine dans le liquide céphalo-rachidien (voir chapitre II, p. 51).

Un seul point reste ainsi obscur — la façon exacte dont s'abouchent à l'extérieur ces gaines lymphatiques avec les canalicules lymphatiques de la circulation lymphatique générale. Nous pensons que des parois lymphatiques des gros vaisseaux, ou des espaces du diploé, une partie des leucocytes passe directement dans le système circulatoire, une autre partie se perd dans les espaces conjonctifs environnants et de là est reprise

par les canalicules lymphatiques tributaires de ces régions.

Un second point intéressant à noter concerne la lenteur de la résorption des particules déposées dans le
liquide céphalo-rachidien. Un chien sacrifié 8 mois après
l'injection sous-arachnoïdienne lombaire de deux centimètres cubes d'une émulsion d'encre de Chine moyenne-
ment colorée présentait encore une coloration noirâtre
des plus évidentes étendue sur toutes les méninges.
Les gaines lymphatiques étaient bourrées de granulations
d'encre de Chine, mais le départ des leucocytes phago-
cytaires ne se faisait que très lentement ; impliquant par
ce fait la non-existence d'anastomoses directes entre ces
gaines lymphatiques périvasculaires et la circulation
lymphatique générale.

Ces considérations nous montrent qu'il ne saurait exister dans les centres nerveux de véritable
système lymphatique organisé et aboutissant à des ganglions spéciaux ; elles nous indiquent combien il faut
peu compter, et même ne pas compter du tout, sur l'infection directe des centres nerveux par une voie canaliculaire lymphatique. Dans le mécanisme pathogénique
de la méningite tuberculeuse, il est bien difficile de
s'expliquer comment le bacille de Koch a pu, parti d'un
ganglion médiastinal ou cervical, cheminer d'une façon
rétrograde jusqu'au niveau des gaines lymphatiques
cérébrales. Les voies directes d'aller ne sont pas assez
sûres et assez larges, il existe trop de relais en chemin.
On comprend au contraire l'infection par voie sanguine.
Si les leucocytes de la gaine périvasculaire sont inca-

pables de lutter, l'infection se fait rapidement à la seconde gaine du liquide céphalo-rachidien; celui-ci, par ses mouvements de va-et-vient, va disséminer les microbes phagocytés ou non phagocytés sur toute la membrane pie-mérienne.

On comprend également facilement l'infection directe du liquide céphalo-rachidien sans intermédiaire de la voie sanguine. En effet, sans invoquer le traumatisme direct : sous l'influence de la réaction pathologique, de l'inflammation d'une cavité voisine (nasale, oculaire, auriculaire), contiguë aux méninges ; des leucocytes isolés vecteurs d'éléments microbiens, peuvent, sans suivre une voie lymphatique préétablie, cheminer et pénétrer jusqu'au niveau du liquide céphalo-rachidien, qu'ils ensemencent alors directement.

Toutes ces considérations trouvent leur intérêt dans l'histoire du mécanisme pathogénique des méningites infectieuses, quand nous savons surtout, comme le fait remarquer M. Marfan, que le pneumocoque ou le bacille de Koch peuvent avoir leur habitat normal au niveau de la muqueuse nasale, dans les cryptes amygdaliennes, au niveau des végétations adénoïdes.

CHAPITRE II

Liquide céphalo-rachidien.

Nous n'insisterons pas sur l'historique du liquide
céphalo-rachidien. On trouvera tous les travaux antérieurs
ou contemporains de ceux de Magendie, dans le livre
publié par Magendie lui-même, en 1842 : « Recherches
physiologiques et chimiques sur le liquide céphalo-
rachidien. » Pour les travaux parus après Magendie, on
trouvera les renseignements bibliographiques, soit dans
les articles de Paulet (1) (Dict. Dechambre), soit surtout
dans l'article tout récent de M. Ch. Richet (2) dans le
nouveau Dictionnaire de Physiologie. Les rapports du
liquide céphalo-rachidien avec la circulation cérébrale,
les communications des cavités ventriculaires et des
cavités sous-arachnoïdiennes de la moelle et du cerveau,
la pression cérébrale, les mouvements de flux et de
reflux du liquide céphalo-rachidien dans leurs rapports

---

(1) *Dict. Dechambre.* Article : (liquide) Céphalo-rachidien. V. Paulet.

(2) Ch. Richet. *Dictionnaire de physiologie*, 1897. Article : Cerveau.
Troisième fascicule du t. II, p. 783.

avec les mouvements respiratoires, y sont minutieusement étudiés.

Nous n'insisterons pas davantage sur les caractères
physiques ou chimiques du liquide céphalo-rachidien.
Des analyses suffisamment nombreuses en ont été faites,
soit chez l'homme, soit même chez le chien, surtout au
cours des expériences de Paulet (1) et Falkenhein et
Naunyn (2). Ce liquide à l'état normal est d'une limpidité parfaite, de réaction alcaline, ne coagule pas par
la chaleur, et contient à côté de carbonates et de chlorures
alcalins quelques matières organiques encore mal dé-
terminées. Après plusieurs observateurs, nous avons
également pu constater que souvent, soit chez l'homme,
soit chez le chien, surtout les vieux chiens, le liquide
céphalo-rachidien contenait un corps (mais non du gly-
cose), réduisant la liqueur de Fehling.

Ces connaissances acquises sur le liquide céphalo-
rachidien sont le résultat des recherches des physiologistes et des chimistes ; les cliniciens nous ont appris
à leur tour que ce liquide pouvait dans certains cas
d'hydropisie ventriculaire acquérir une pression relativement considérable, mesurée, en Allemagne surtout, à
l'aide de petits appareils spéciaux ; nous avons enfin
relaté en clinique les modifications possibles de ce
liquide au cours des infections méningées : la consta-
tation d'une diapédèse leucocytaire plus ou moins

<hr>

(1) Paulet. *Dict. Dechambre*, loc. cit.
(2) Falkenhein et Naunyn. Ueber Hirndrück. *Arch. für Pathologie und
Pharmakologie*, 1887, p. 261-305.

intense, la présence de microbes décelables au microscope ou seulement après inoculation aux animaux.

Mais, il restait tout un chapitre de recherches nouvelles pouvant rendre des services au point de vue clinique, puisqu'elles permettraient d'étudier la toxicité de ce liquide céphalo-rachidien, son action, *in vitro*, vis-à-vis des microbes pathogènes, les qualités qu'il pouvait acquérir au cours de l'infection ou de l'immunité et surtout enfin le rôle joué par la membrane arachnoïdo-pie-mérienne, dans les phénomènes de passage et d'absorption des substances médicamenteuses inoculées soit par voie digestive, sous-cutanée ou intra-veineuse, soit à l'intérieur de la cavité sous-arachnoïdienne.

Nous avons entrepris cette série de recherches.

Toxicité. — L'étude de la toxicité a été recherchée soit par voie sous-cutanée chez la souris blanche, soit par voie veineuse chez le lapin, soit par inoculation cérébrale chez le lapin et le cobaye, comme nous l'avons indiqué avec MM. Widal et Lesné (1).

Les doses inoculées en une seule injection n'ont pas dépassé chez la souris 8 centimètres cubes, chez le lapin par voie veineuse, 60 centimètres cubes (liquide céphalo-rachidien d'un hydrocéphale) et chez le cobaye par inoculation cérébrale 1/2 centimètre cube (1/4 dans chaque hémisphère).

Nous avons étudié ainsi du liquide céphalo-rachidien

---

(1) Widal, Sicard et Lesné. Toxicité de quelques humeurs de l'organisme inoculées dans la substance cérébrale. *Société de biologie*, du 23 juillet 1898 et *Presse médicale*, 1898, n° 62.

provenant de malades divers, atteints de paralysie générale, de méningite tuberculeuse, d'hydrocéphalie, d'épilepsie ou de tétanos.

Dans presque toutes ces observations, nous n'avons jamais constaté de toxicité du liquide céphalo-rachidien. Les lapins après inoculation, n'ont jamais présenté de phénomènes morbides consécutifs ; les cobayes et les lapins après inoculation cérébrale n'ont pas eu de crises convulsives, comme nous les avons vu se produire, avec MM. Widal et Lesné, à une dose inférieure pour le sérum de ces mêmes malades.

Dans un seul de nos cas de méningite tuberculeuse, sur cinq, le liquide céphalo-rachidien prélevé quelques heures avant la mort et très légèrement trouble a été inoculé dans le cerveau d'un cobaye, et a donné naissance à la dose de 1/4 de centimètre cube à des crises convulsives ayant amené la mort de l'animal en 36 heures.

Dans les quatre autres cas négatifs, le liquide céphalo-rachidien avait été prélevé huit à dix jours avant la mort.

Par contre, chez trois de nos chiens (voir troisième partie, méningite tuberculeuse) le liquide cérébro-spinal retiré trouble par ponction lombaire a tué dans deux cas, en vingt-quatre heures, le cobaye à la dose de 1/4 de centimètre cube dans chaque hémisphère, et dans le troisième cas, a déterminé des crises convulsives sans amener la mort.

Le liquide céphalo-rachidien du chien normal sain n'est pas toxique pour la cellule cérébrale du cobaye.

Les résultats sont également négatifs lorsqu'on inocule du liquide céphalo-rachidien mélangé à des leucocytes pris au même animal.

Peut-être pourra-t-on rencontrer un jour au cours de certaines maladies chez l'urémique éclamptique, chez l'hyperthermique en état de mal subintrant, un liquide céphalo-rachidien toxique. Nous n'avons pas eu jusqu'ici l'occasion de faire de telles recherches.

Au cours d'un rhumatisme cérébral, MM. Souques et Castaigne (1) ont injecté par cette méthode des doses élevées de liquide céphalo-rachidien retiré par ponction lombaire chez leur malade. Les résultats furent négatifs.

Par contre, chez un urémique à forme d'urémie convulsive, observé par M. Castaigne, le liquide céphalo-rachidien injecté au cobaye à la dose de 1/2 centimètre cube, se montra toxique.

Action du liquide céphalo-rachidien sur le développement des microbes pathogènes. — L'étude de l'action du liquide céphalo-rachidien sur le développement des microbes pathogènes a été faite à l'aide de quelques-uns des échantillons de liquide, qui nous avaient déjà servi à l'étude de la toxicité. Ils provenaient de deux paralytiques généraux, de deux épileptiques, d'un typhique, et de deux chiens. Nous avons ensemencé directement dans ces divers liquides du staphylocoque, du pneumocoque, du bacille typhique, et du bacille charbonneux. Tous ces microbes se sont très mal développés dans ce nouveau milieu de culture, ils poussaient mal, très souvent ils étaient agglutinés en quelques amas grumeleux déposés

---

(1) SOUQUES et CASTAIGNE. Contribution à la pathogénie du rhumatisme cérébral. *Société méd. des hôp.*, 9 juin 1899.

au fond du tube. Le bacille typhique et le bacille charbonneux présentaient de longues formes d'involution. Pour la plupart de ces microbes, les inoculations aux animaux démontraient nettement la diminution de leur virulence, et les réensemencements, l'atténuation de leur vitalité. Mêmes constatations ont été faites dans ces derniers temps par Concetti (1), qui a étudié l'action du liquide céphalo-rachidien de deux hydrocéphales, sur le streptocoque, le staphylocoque, le pneumocoque.

Peut-on conclure de ces propriétés bactéricides constatées — in vitro — à l'action de ces mêmes propriétés — in vivo —? Nous ne le pensons pas, les expériences faites sur les animaux démontrent le contraire. Nous verrons, par exemple, avec quelle rapidité meurent les chiens inoculés par la voie sous-arachnoïdienne avec du pneumocoque, du charbon ou du bacille tétanique. Chez l'homme, on sait combien, dans la plupart des cas, sont redoutables les méningites microbiennes : à bacille d'Eberth, à staphylocoque, à pneumocoque, à bacille de Koch, comparativement à l'infection tuberculeuse ou pneumococcique, par exemple, des autres membranes.

Aussi, s'il est vrai qu'en clinique les infections et les suppurations du liquide céphalo-rachidien sont rares, même dans les cas d'infections généralisées, où le microbe (pneumocoque, streptocoque, staphylocoque) se retrouve dans le sang, et ne se retrouve pas dans le liquide

---

(1) CONCETTI. Chemische Untersuchungen über die hydrocephalische Flüssigkeit, und über ihre Wirkung gegenüber pathogenen Bacterien. *Archiv. für Kinderheilkunde*, 1898, p. 162.

céphalo-rachidien) le fait n'est pas dû à l'action bactéricide — in vivo — du liquide céphalo-rachidien, mais aux
propriétés particulières de perméabilité de l'enveloppe
arachnoïdo-pie-mérienne, comme nous le verrons plus
tard, et peut-être, à ce véritable cercle de gaines lymphatiques qui entoure les centres nerveux encéphalo-médull-
laires.

Sécrétion et résorption du liquide céphalo-rachidien.
— Nous devons avouer que les phénomènes intimes qui
président soit à la sécrétion, soit à la résorption du
liquide céphalo-rachidien demeurent pour nous totalement inconnus.

Existe-t-il au niveau de la membrane pie-mérienne
ou arachnoïdienne de minuscules glandes chargées d'éla-
borer ce liquide, glandes assimilables, de par leur développement ectodermique, aux glandes sudoripares. Les
granulations de Pacchioni peuvent-elles être le siège, non
de la résorption, comme tendent à l'admettre Luschka,
Key et Retzius, mais de la secrétion du liquide ? La
cellule nerveuse, elle-même, est-elle appelée à jouer un
rôle dans la constitution de cette humeur, en laissant
diffuser des produits de déchet de cette énorme glande
vasculaire sanguine qu'est le cerveau ?

La plus vraisemblable des hypothèses, au point de vue
de la nature intime du liquide céphalo-rachidien, est sans
contredit celle que nous avons souvent entendu formuler
par notre maître M. Brissaud. Le liquide céphalo-rachidien ne serait que du liquide amniotique. Il représenterait
le reliquat chez l'adulte de l'eau de l'amnios du fœtus.

Nos expériences nous ont appris que, chez le chien

aussi bien que chez l'homme, la quantité de liquide céphalo-rachidien que l'on peut soustraire est très variable, elle dépend plus de l'âge que de la taille du chien. Les chiens jeunes fournissent toujours plus de liquide que les vieux. En règle générale, dans les deux ou trois premières minutes qui suivent la ponction on recueille 3 à 5 centimètres cubes de liquide s'écoulant soit en jet de peu de force, soit en grosses gouttes serrées, puis l'écoulement se régularise, les gouttes se font plus rares, ne tombent plus que toutes les minutes et, bientôt après, par intervalle de deux à trois minutes. Pour obtenir 10 à 15 centimètres cubes de liquide on est obligé d'attendre souvent près de deux à trois heures. Nous avons essayé d'augmenter la sécrétion de ce liquide par l'injection sous-cutanée de *pilocarpine* ($0^{gr},05$ de pilocarpine, chez les chiens de 10 à 12 kilogr.). Le liquide était recueilli environ un quart d'heure à une heure après l'injection. Dans ces conditions, nous n'avons jamais obtenu aucun effet bien net, alors que la pilocarpine provoquait chez l'animal une abondante sécrétion de larmes et de salive.

Le phénomène de sécrétion du liquide céphalo-rachidien ne semble pas assimilable au phénomène de sécrétion sudorale, au moins en dehors de la vie fœtale. La sécrétion du liquide céphalo-rachidien n'est pas influencée par l'action de la pilocarpine, la sécrétion sudorale subit son action ; la sueur est toxique, le liquide céphalo-rachidien ne l'est pas (inoculations intra-cérébrales au cobaye faites avec MM. Widal et Lesné). On peut aussi retrouver dans la sueur certains produits médicamenteux (iodure de potassium, salicylate de soude) après leur introduction dans l'organisme ; dans les mêmes conditions, ces mêmes produits ne sont pas décelables dans le liquide céphalo-rachidien.

Mais si nous ne sommes pas fixé sur les phénomènes qui président à la sécrétion ou à la résorption du liquide céphalo-rachidien, nous avons pu, au cours de nos expériences, nous convaincre de ce fait que, dans les conditions physiologiques normales, soit chez l'homme, soit chez le chien, *le liquide céphalo-rachidien ne contient jamais de leucocytes* ou d'hématies, contrairement aux assertions de quelques observateurs (1) (Toison et Lenoble) qui n'opéraient pas dans des conditions expérimentales rigoureuses, ou examinaient le liquide après un écoulement prolongé. Dans ces cas, les conditions de mécanique, de pression sont tout autres, les rapports entre les cavités sous-arachnoïdiennes et les espaces péri-vasculaires ont été changés au moins momentanément, et des phénomènes de diapédèse leucocytaire ont pu se produire.

Ces considérations nous amènent à conclure qu'à l'état normal, physiologique, dans son enveloppe arachnoïdo-pie-mérienne bien close, le *liquide céphalo-rachidien ne reçoit pas, comme tous les traités classiques l'enseignent, les canaux d'embouchure des gaines lymphatiques péri-vasculaires* (Voir les considérations générales du chapitre I, 2ᵉ partie.)

Mais il est très facile de provoquer l'arrivée de glo-

---

(1) Toison et Lenoble. Note sur la structure et la composition du liquide céphalo-rachidien. *Société de biol.*, 1891, p. 373-379.

bules blancs dans le liquide céphalo-rachidien. Il suffit d'inoculer dans la cavité sous-arachnoïdienne quelques poussières inertes. Nous avons tenté ces expériences chez nos chiens immunisés avec du bacille typhique, dans le but de doter, *par l'apport leucocytaire,* le liquide céphalo-rachidien de propriétés agglutinantes. Nous avons vu, après diapédèse leucocytaire, le pouvoir agglutinatif apparaître dans le liquide trouble céphalo-rachidien; mais ce pouvoir est toujours resté à un taux inférieur de celui du sérum sanguin, et la présence souvent constante dans ce liquide de quelques hématies ne nous a pas permis de juger de l'action des leucocytes sur le développement de la propriété agglutinante.

Quelques autres expériences nous ont encore montré que vis-à-vis d'autres humeurs non spontanément coagulables, la sérosité de l'hydrocèle par exemple, le liquide céphalo-rachidien *ne jouit pas de propriétés coagulantes*; qu'il ne dissout qu'après action prolongée, *in vitro,* l'hémoglobine des globules rouges; qu'il est *un excellent milieu de conservation pour les globules blancs,* qui gardent longtemps dans ce liquide leurs mouvements amiboïdes et leurs propriétés chimiotactiques.

Rôle de dissémination. — L'injection d'un corps non toxique, et facilement reconnaissable, par exemple, une émulsion aseptique de fines granulations d'encre de Chine, va nous fournir l'occasion de faire cette étude, importante au point de vue du mécanisme pathogénique et étiologique des méningites infectieuses.

Lentement et à la dose uniforme de deux centimètres cubes, une émulsion riche en particules d'encre de Chine est successivement poussée, dans le liquide céphalo-rachidien, au niveau des régions lombaire, atloïdo-occipitale et crânienne.

Sous l'arachnoïde lombaire, ces granulations noirâtres vont, bientôt après l'injection, subir une marche ascendante et gagner assez rapidement, deux à quatre heures, la région atloïdo-occipitale, le bulbe, la base du cerveau entre les pédoncules et le chiasma, plus tard les ventricules latéraux. La corticalité cérébrale n'est imprégnée de noir que plus longtemps après, dix à douze heures, et en tous cas toujours teintée de façon infiniment moins prononcée que la région basilaire.

Sous l'arachnoïde altoïdo-occipitale, les granulations envahissent d'abord très rapidement — une demi-heure à une heure — la base du cerveau, puis les ventricules cérébraux, redescendent plus lentement vers la région lombaire, et ne gagnent qu'en dernier lieu le cortex cérébral.

Sous l'arachnoïde crânienne enfin, et au niveau des centres moteurs, les particules noirâtres restent cantonnées en place durant dix à douze heures, sans fuser dans les espaces environnants. Vingt-quatre heures après environ, on retrouve quelques granulations à la base du cerveau et dans le liquide de la région spinale. La corticalité de l'hémisphère opposé reste intacte durant trente à quarante heures ; après ce temps, elle revêt une teinte uniforme légèrement noirâtre. En tous cas, pendant cinq ou six jours, persiste une prédominance des plus nettes de la coloration, au niveau du cortex, siège primitif de l'injection.

Tels sont dans ses grandes lignes les différents modes de propagation des granulations d'encre de Chine déposées dans le liquide céphalo-rachidien en diverses parties de la cavité sous-arachnoïdienne.

Précisons encore quelques points :

Presque aussitôt après l'injection d'émulsion d'encre de Chine on peut déjà constater un grand nombre de leucocytes ayant phagocyté les granulations. Cette migration leucocytaire très active dans les premiers jours s'affaiblit bientôt. Vers le dizième ou douzième jour, le plus grand nombre des granulations est fixé dans les mailles de la pie-mère, bien peu d'entre elles restent libres dans le liquide céphalo-rachidien.

A ce moment, on peut constater certains groupements et pénétrations des grains noirs intéressants à étudier.

Au niveau de la muqueuse pituitaire, la poussière d'encre de Chine pénètre à travers la lame criblée de l'ethmoïde, et les coupes microscopiques montrent nettement les particules noirâtres s'alignant au-dessous même de la muqueuse pituitaire des cornets supérieurs.

Au niveau des nerfs optiques, notre collègue M. Dupuy Dutemps qui a fait une étude très complète de ces nerfs chez nos animaux injectés, a bien voulu nous donner la note suivante :

« De nombreuses granulations en amas occupent l'espace intervaginal du nerf optique, les unes libres, d'autres englobées dans les leucocytes. Certaines ont pénétré *superficiellement* la gaine piale ; aucune ne l'a traversée : le tissu nerveux et les tractus conjonctifs qui le cloisonnent ne contiennent pas de granulations.

« Au contraire elles pénètrent et traversent la gaine
durale pour émigrer vers l'intérieur dans le tissu cellulaire où on en voit un grand nombre, disséminées, libres
ou englobées.

« Au niveau du point de pénétration du nerf optique
dans la sclérotique, on constate la disposition des granulations. Elles s'arrêtent au niveau du cul-de-sac sous-
arachnoïdien de la gaine, au niveau de la sclérotique,
où elles forment autour de l'entrée du nerf optique un
amas plus volumineux qu'en tout autre point de la gaine.
Là aussi, on les voit pénétrer et traverser la gaine durale
et se répandre dans le tissu cellulaire rétro-bullaire.

« Je n'en ai pas observé dans l'épaisseur de la sclérotique, de la papille, de la rétine, ni de la choroïde. J'ai
fait cette recherche en ayant soin, pour éviter toute
erreur due à la présence du pigment physiologique de
l'œil, de traiter les coupes par l'eau oxygénée qui décolore
le pigment choroïdien tout en laissant intact la teinte
des granulations d'encre de Chine. » (Dupuy Dutemps).

Au niveau du nerf facial et de l'auditif, les grains pénètrent à l'intérieur du conduit auditif interne jusqu'au
niveau des fossettes tout au niveau de l'aqueduc de Fal-
lope. On n'en retrouve pas de traces dans le liquide de
la périlymphe ou de l'endolymphe.

Au delà des trous de conjugaison, les nerfs rachidiens
examinés microscopiquement ne présentent aucune coloration noirâtre.

Au niveau de la moelle, recueillie environ le dixième
jour après l'injection, on retrouve sur des coupes microscopiques un groupement très net des grains noirs tout

autour de la moelle au niveau des mailles de la pie-mère.

Ces grains sont ramassés symétriquement autour des vaisseaux de chaque côté des sillons médians antérieur et postérieur, puis s'engagent dans ces sillons, surtout dans le postérieur.

On peut suivre au microscope la traînée noirâtre qu'ils laissent sur leur passage et qui conduit jusqu'au niveau du canal épendymaire. Avant de l'atteindre, ces grains se groupent parfois par petits amas, au niveau de la commissure grise postérieure, et de la substance gélatineuse périépendymaire, et autour des vaisseaux également périépendymaires ; puis à l'intérieur du canal, phagocytés ou non, ils sont ramassés sur les bords, s'accolant aux cellules épithéliales (1).

C'est dans les gaines circumvasculaires que chemine surtout cette poussière noirâtre, soit librement, soit à

(1) Ce mécanisme du cheminement vers la base de l'encéphale, soit directement, soit par l'intermédiaire du canal de l'épendyme, de particules étrangères, introduites par voie lombaire, dans le liquide céphalo-rachidien, est à rapprocher du mécanisme tout récemment invoqué par notre collègue M. Guillain. (La circulation de la lymphe dans la moelle épinière. *Revue neurologique*, 15 décembre 1899, n° 23).

Cet auteur, après injection d'encre de Chine, chez des chiens, en pleine substance médullaire, a vu que dans la moelle épinière, la circulation de la lymphe suit une voie ascendante. Nos recherches nous conduisent au même résultat pour le liquide céphalo-rachidien, mais nous ne pouvons souscrire entièrement à la seconde opinion de M. Guillain, qui veut que le canal de l'épendyme joue le rôle d'un canal lymphatique. Il ne saurait jouer ce rôle qu'à *l'état pathologique*. Il sert alors à drainer les globules blancs ayant phagocyté ou non les particules d'encre de Chine, à la suite de la très vive réaction leucocytaire ainsi produite, en dehors, par conséquent, des conditions normales physiologiques.

l'intérieur des leucocytes ; par-ci, par-là, l'on peut voir un leucocyte chargé de ces grains cheminer dans la lumière d'un vaisseau du parenchyme scléreux.

On retrouvera au chapitre précédent, dans les considérations cliniques, l'importance que cette dissémination de particules étrangères peut avoir au point de vue du mécanisme pathogénique et étiologique des méningites infectieuses.

CHAPITRE III

Enveloppe arachnoïdo-pie-mérienne.

Perméabilité de l'enveloppe arachnoïdo-pie-mérienne. — Si nous allons nous étendre longuement sur les conditions de perméabilité de l'enveloppe arachnoïdo-pie-mérienne, c'est parce que nous croyons qu'elles ont un intérêt dans l'étude de la résorption des substances déposées à son intérieur. C'est encore parce que nous croyons que cette enveloppe arachnoïdo-pie-mérienne si souvent discutée ne peut être à certains points de vue assimilée aux autres séreuses. Nous ignorons s'il existe véritablement une séreuse arachnoïdienne, et nous n'avons pas en vue son étude, mais l'enveloppe arachnoïdo-pie-mérienne avec son contenu liquide si spécial ne peut pas être considérée comme une séreuse. Il nous suffit de faire remarquer que les phénomènes d'osmose de dehors en dedans ne sont pas les mêmes que ceux applicables aux autres séreuses, que la composition des liquides des séreuses est différente de celle du liquide céphalo-rachidien ; qu'à l'état normal les sérosités de la plèvre, du péricarde, du péritoine contiennent quelques leucocytes, tandis que, dans les mêmes conditions, le liquide céphalo-rachidien n'en possède pas.

A l'état pathologique, au début de l'infection, l'enveloppe arachnoïdo-pie-mérienne peut encore réagir à sa façon et la disposition des gaines lymphatiques périvasculaires suffit à l'expliquer. Mais plus tard, lorsque l'infection est dans la place, lorsque la suppuration a envahi les méninges, ce sont les mêmes désordres anatomo-pathologiques qui sont créés au niveau de ces grandes articulations du cerveau, du cœur, de la plèvre et des viscères abdominaux. Elles ne sauraient différer entre elles que par leur évolution, évolution subordonnée à de nombreux facteurs dont le plus important est celui de la souffrance de l'organe sous-jacent.

Ce parallèle entre les diverses enveloppes des viscères de l'économie nous montre qu'à certains points de vue, il était utile d'étudier à part les phénomènes de perméabilité au niveau de l'enveloppe arachnoïdo-piemérienne.

Nos recherches ont porté sur deux points différents : perméabilité de l'enveloppe de dehors en dedans, perméabilité de dedans en dehors, c'est-à-dire étude de la résistance de la membrane aux agents d'attaque, d'origine exogène ou endogène.

Imperméabilité de dehors en dedans. — Or, voici ce que nous avons constaté en clinique : chez tous nos malades paralytiques généraux ou tabétiques soumis thérapeutiquement à des doses élevées d'iodure de potassium (10 à 12 grammes) ou de bleu de méthylène ($0^{gr},05$ à $0,10$), soit par ingestion, soit par injection sous-cutanée ; jamais nous n'avons pu déceler dans le liquide céphalorachidien trace d'iodure de potassium ou de bleu de méthylène en nature ou à l'état de chromogène.

Dans le même ordre d'idées et nous souvenant des recherches faites avec M. Widal (1) sur le liquide céphalo-rachidien des typhiques, nous avons, dans le service de M. Brissaud, chez un malade atteint de fièvre typhoïde et chez lequel des phénomènes méningitiques pouvaient faire soupçonner une infection méningée, étudié comparativement le liquide céphalo-rachidien et le sérum retirés au même moment. Nous avons trouvé dans le sérum des propriétés agglutinatives très marquées vis-à-vis du bacille d'Eberth (taux de 1 pour 12,000) et des propriétés préventives manifestes pour la souris, alors que le liquide céphalo-rachidien de ce même malade était totalement dépourvu de tout pouvoir agglutinatif ou préventif.

Des expériences chez les animaux ont confirmé les résultats obtenus en clinique.

L'inoculation de doses élevées sous-cutanées et intra-veineuses d'iodure de potassium (2, 3 et 4 grammes chez des chiens de 8 à 10 kilogrammes), doses même suffisantes dans trois cas pour amener la mort des chiens, n'a jamais permis de retrouver ce corps dans le liquide céphalo-rachidien de ces animaux.

Les résultats ont été également négatifs quand nous avons recherché avec M. Widal chez nos animaux (après inoculations sous-cutanées à doses répétées et prolongées de cultures typhiques) les propriétés agglutinatives.

---

(1) Widal et Sicard. Étude sur le séro-diagnostic et sur la réaction agglutinante chez les typhiques. *Annales de l'Institut Pasteur*, 1897, p. 373.

Elles étaient excessivement développées dans le sérum de nos chiens, elles existaient, à un taux moindre, dans les sérosités péricardique, pleurale, péritonéale, elles manquaient totalement dans leur liquide céphalo-rachidien.

Voilà un premier point acquis.

On pourra peut-être nous objecter qu'avec une dose bien supérieure de KI nous aurions pu franchir la barrière arachnoïdo-pie-mérienne. Le fait est possible, mais, au cours de nos expériences, l'hypothèse ne s'est jamais réalisée.

Dans les mêmes conditions (au cours du traitement ioduré et de l'infection typhique), l'enveloppe arachnoïdo-pie-mérienne ne s'est pas comportée au point de vue des phénomènes endosmotiques, sur le terrain de la clinique ou du laboratoire, comme les autres membranes de l'économie. Elle ne jouit pas de propriétés endosmotiques. Nous allons voir au contraire que l'exosmose se produit à son niveau.

Perméabilité de dedans en dehors. — Pour être fixé sur ce second point, la clinique est impuissante à nous donner des preuves rigoureuses. Il fallait avoir recours à l'expérimentation.

Si chez les chiens nous abandonnons, dans l'espace sous-arachnoïdien, de l'iodure de potassium ou du bleu de méthylène en quantité suffisante (0,50 à 1 gramme de KI chez des chiens de 10 à 12 kilogrammes, 0,02 à $0^{gr},05$ de bleu de méthylène chez les chiens de même poids), nous pouvons retrouver ces corps après un certain temps dans l'urine de l'animal. L'élimination se fait cependant plus tardivement que l'inoculation consécutive à l'injection sous-cutanée ou intra-veineuse, mais elle est compensée par une durée plus longue.

Telles sont les données fournies par l'expérimentation. — Comment les interpréter ?

Il n'est pas douteux pour nous que la membrane arachnoïdo-pie-mérienne oppose une résistance plus grande aux agents d'origine endogène. Et le fait n'a rien qui doive surprendre.

Vis-à-vis des agents exogènes, dans les conditions physiologiques normales, dans son enveloppe bien close, elle ne se laisse pas pénétrer comme les membranes des autres séreuses, par les substances contenues dans le plasma sanguin (iodure de potassium, bleu de méthylène, substances agglutinantes, préventives, etc.). Cette loi n'est pas absolue. On comprend que certaines substances très toxiques, ou injectées en grande quantité, puissent forcer la barrière épithéliale et pénétrer par effraction. Mais, d'une façon générale, on peut dire qu'à l'état normal, physiologique, *les phénomènes d'osmose ne se produisent pas de la masse sanguine vers la masse liquide céphalo-rachidienne.*

Vis-à-vis des agents endogènes, après injections déposées à l'intérieur de sa cavité, les conditions physiologiques sont forcément changées, *la résorption s'effectue.* — Comment se fait cetté résorption ?

Cette *résorption* peut se faire, soit par osmose, diffusion simple (tel est le cas pour les liquides physiologiques : eau salée à 5 pour 1000 par exemple), soit, au contraire, par réaction épithéliale, diapédèse leucocytaire (tel est le cas pour les substances huileuses, les corps inertes). Nous avons pu nous convaincre de la réalité de ces faits par de nombreuses expériences sur les chiens. La prise aseptique du liquide était faite à des intervalles variées, après injection : d'une part, d'eau salée à 5 pour 1000 (30 à 50 centimètres cubes), d'autre part de substances huileuses (huile d'amandes douces, 20 à 30 centimètres cubes), enfin de corps inertes émulsionnés dans de l'eau distillée (encre de Chine). — Dans nos prises consécutives à l'injection d'eau salée, le liquide s'est toujours montré pur de tout élément globulaire (hématie ou leucocyte) ; dans les prises, au contraire, consécutives à l'injection de substances huileuses, ou de particules solides,. on pouvait voir, à l'œil nu, la coloration, ou le trouble accusé du liquide retiré, et constater au microscope les phénomènes de diapédèse et de phagocytose. Nous devons ajouter que, dans le premier cas (eau salée), la résorption est rapide, dans le second cas (substance huileuse, corps inerte), la résorption est lente, et, à la dose de 20 centimètres cubes, chez un chien de 15 kilogrammes, nous avons encore pu retrouver, quatre mois après l'inoculation, des globules huileux dans les ventricules latéraux. Les hémisphères cérébraux de l'animal étaient manifestement gras au toucher.

Dans un autre cas, huit mois après l'inoculation d'une émulsion d'encre de Chine, les meninges et principalement la pie-mère avaient encore gardé une coloration noirâtre des plus accusées.

L'examen microscopique montrait encore un grand nombre de particules d'encre de Chine.

Ces expériences nous montrent qu'il est de toute nécessité de faire une distinction *entre la résorption par exosmose et celle par réaction leucocytaire.* Cette distinction est d'une importance grande dans la pratique. Elle nous fait voir que, chez l'homme, les injections sous-arachnoïdiennes peuvent être résorbées soit par osmose, et rapidement, c'est-à-dire sans laisser trace de leur passage, et par conséquent, sans réaction morbide, consécutive (solutions salines à faible dose) ; soit lentement, et à la faveur d'une réaction phagocytaire plus ou moins intense, et peut-être, production d'exsudats (substances huileuses, corps inertes).

Tel est le résultat de nos expériences sur l'action toxique, bactéricide du liquide céphalo-rachidien, sur son rôle de dissémination, et sur la perméabilité jouée par la membrane arachnoïdo-pie-mérienne.

CONCLUSIONS

I. — 1° Le liquide céphalo-rachidien de l'homme ou
de l'animal, à l'état physiologique, est pur de tout élément
globulaire (leucocyte, hématie).

2° Il peut renfermer au cours de certains états pathologiques des éléments cellulaires, des globules de pus,
de la fibrine, des microbes divers.

3° Il n'est pas, à l'état physiologique, doué de propriétés toxiques par la méthode des injections intra-
cérébrales. Il ne possède pas de propriétés toxiques.

4° Il jouit des propriétés bactéricides — in vitro —
vis-à-vis des microbes pathogènes, pour lesquels il se
montre favorisant — in vivo.

5° Il ne possède pas de propriétés coagulantes,
vis-à-vis des humeurs non spontanément coagulables.

6° Il est un excellent milieu de conservation pour les
globules blancs.

7° Au cours de l'infection ou de l'immunisation
typhique, il n'acquiert aucune des propriétés agglutinatives ou préventives, si facilement décelables dans le
sérum sanguin.

II. — L'enveloppe arachnoïdo-pie-mérienne peut être envisagée :

Au point de vue physiologique ;

Au point de vue clinique ;

Au point de vue histologique.

Au point de vue *physiologique :*

8° Elle jouit de propriétés de perméabilité spéciale.

9° Elle oppose une grande résistance aux agents venus de l'extérieur, elle laisse passer au contraire dans l'organisme les substances déposées à son intérieur.

10° Le passage, la résorption de ces substances peut se faire soit à la faveur de phénomènes d'exosmose, soit à la faveur de diapédèse leucocytaire.

Au point de vue *clinique :*

11° Cette différence de perméabilité autant que le rôle de protection joué par les gaines lymphatiques périvasculaires, expliquent la rareté de l'infection du liquide céphalo-rachidien au cours des infections sanguines généralisées.

12° Elle montre, au contraire, la gravité de l'infection primitive du liquide céphalo-rachidien.

13° Cette infection se fait, soit par l'intermédiaire de la voie sanguine, soit par ensemencement direct.

14° Le système lymphatique considéré comme voie éloignée d'apport canaliculaire ne joue aucun rôle dans le mécanisme de cette infection. Des leucocytes isolés et émigrés de certaines cavités très contiguës (nasale, oculaire, auriculaire) peuvent seuls, sous l'effet d'une réaction pathologique de ces cavités, favoriser, par leur migration, l'ensemencement de ce liquide.

15° Le liquide céphalo-rachidien est un facteur essentiel dans la dissémination des microbes.

16° Les mailles des espaces sous-arachnoïdiens peuvent cependant arrêter et fixer le processus d'envahissement des bacilles issus des vaisseaux (méningite en plaques).

Au point de vue *histologique :*

17° Il est permis de rejeter l'opinion classique qui fait ouvrir à l'état normal les espaces lymphatiques périvasculaires dans les cavités sous-arachnoïdiennes.

TROISIÈME PARTIE

INJECTIONS SOUS-ARACHNOIDIENNES
CHEZ L'ANIMAL

CHAPITRE I

Considérations générales

Dans une série d'expériences préliminaires où les voies
cérébrale et lombo-sacrée ont été successivement ou
parallèlement étudiées, nous avons acquis la conviction que le liquide injecté par voie sacro-lombaire péné-
trait d'abord dans les ventricules latéraux, ne venant
baigner que plus tardivement le cortex cérébral.

L'exemple suivant nous en fournit la preuve. Si,
après trépanation et incision de la dure-mère cérébrale,
chez un chien, nous poussons par voie lombaire une
certaine quantité d'eau salée, nous ne tardons pas à voir
le cerveau faire puissamment hernie à travers la fenêtre
osseuse, et des gouttelettes de liquide venir sourdre à
la surface de la pie-mère. Précipitons la rapidité de
l'injection, le cerveau hernié va brusquement se déchirer, et le liquide injecté fait irruption hors des cavités
ventriculaires.

L'échappée du liquide vers les centres supérieurs est
donc subordonnée, en partie, à la quantité ou à la rapidité
de l'injection poussée par voie lombaire. Il ne faut pas
s'attendre à ce que certaines substances, abandonnées
en petite quantité, solubles ou non, soient immédiate-

ment brassées par le liquide céphalo-rachidien. Les mouvements de propulsion du liquide, son passage des cavités médullaires vers les cavités cérébrales, sous l'influence des mouvements respiratoires sont des faits physiologiques reconnus depuis longtemps ; mais les conditions cessent d'être les mêmes, après l'inoculation sous-arachnoïdienne. La densité et la nature du liquide expérimenté vont jouer un rôle important au point de vue de sa répartition uniforme dans la masse liquide sous-arachnoïdienne.

De ces faits, il résulte un intérêt pratique, c'est que chez l'homme pour qu'une subtance liquide médicamenteuse injectée dans l'espace sous-arachnoïdien lombaire puisse progresser et se répartir rapidement dans toute la masse liquide céphalo-rachidienne elle devra toujours être poussée en quantité assez considérable, diluée ou non, suivant la toxicité de la substance employée, dans une certaine quantité d'eau salée (5 pour 1000) — 10, 20, 30 centimètres cubes par exemple. Nous faisons exception pour une catégorie de corps qui par leur densité fusent rapidement vers les espaces cérébraux, ventriculaires et corticaux nous voulons parler des sbstances huileuses qui peuvent ainsi être injectées en très petite quantité. Par contre, pour qu'une substance localise ces effets au maximum sur les centres nerveux sous-jacents, elle doit être injectée, à la dose voulue, dans le minimum de véhicule liquide.

Nous avons essayé également d'étudier les effets produits chez l'animal par l'introduction de corps gazeux dans l'espace sous-arachnoïdien.

Que deviennent ces substances diverses injectées dans la cavité sous-arachnoïdienne ?

Sont-elles facilement résorbées, et, si elles le sont, par quelles voies ? La possibilité de la résorption, sa rapidité ou sa lenteur sont des facteurs d'importance capitale. Ce sont d'eux que vont dépendre la dose et la quantité du liquide à injecter. Comme nous le rappelions dans le chapitre précédent, l'eau salée à 5 pour 1000 nous a paru une des solutions les plus propres à une facile résorption ; les bromures, les iodures sont résorbables également. Les corps huileux sont d'une résorption plus lente. Il faut le concours des leucocytes pour faciliter cette résorption de matières grasses, tandis que les solutions salines ou les sérums doivent leur résorption facile à leur diffusion simple par osmose.

On comprend combien devient importante cette différence dans la résorption des subtances.

Certaines vont provoquer un acte leucocytaire et c'est à la faveur d'une diapédèse plus ou moins intense que s'effectuera leur résorption dans un délai de temps souvent long; d'autres, au contraire, pour franchir la barrière arachnoïdo-pie-mérienne n'obéiront qu'aux lois de l'osmose.

Ces injections sous-arachnoïdiennes faites chez l'animal sain présentaient encore un autre intérêt. Il ne suffisait pas d'avoir la certitude qu'elles étaient résorbées ; il fallait encore déterminer comment elles agissaient sur l'organisme, quelle était la réaction consécutive ; et, si les centres nerveux étaient atteints, comment ils trahissaient leur souffrance. On pourra nous objecter qu'avec un corps toxique, quelqu'il soit, on peut toujours léser un organe ou provoquer une réaction. Aussi, nous avons cru que l'intérêt de cette étude devait être surtout dans la recherche des équivalents toxiques de ces substances inoculées (chez des animaux à peu près de même âge et de même poids) par voie sous arachnoïdienne, comparativement aux équivalents toxiques de ces mêmes substances inoculées par d'autres voies : voie cérébrale, voie sous-cutanée, voie intra-veineuse.

Ne sait-on pas que suivant les voies d'introduction dans l'organisme, certains corps provoquent, à doses proportionnellement égales, des effets bien différents ?

Un liquide physiologique poussé sous la peau ou dans la veine produira dans l'un ou l'autre cas une réaction différente ? Les chirurgiens nous ont montré la réalité de ce fait par l'injection intra-veineuse de quantités plus ou moins considérables de liquide physiologique, au cours des grandes hémorragies.

Dès la naissance de l'organothérapie n'a-t-on pas démontré que, dans certains cas, il fallait, pour agir vite, préférer tantôt la voie digestive à la voie sous-cutanée, tantôt celle-ci à celle-là.

Dans cette nouvelle méthode de traitement de la syphilis, ne voit-on pas les bons effets des injections sous-cutanées des sels de mercure, sur les accidents rebelles à la médication par ingestion. En Italie, quelques cliniciens sont allés plus avant. Ils ont substitué, à l'injection sous-cutanée, l'injection intraveineuse de certains sels de mercure. Nous avons pu nous-même suivre les excellents effets de cette dernière méthode, dans le service de M. Lermoyez.

Ces quelques exemples nous montrent que l'effet thérapeutique est différent suivant la voie employée.

Cette différence ne peut s'expliquer par une question de dose, en plus ou en moins. Elle semble en rapport avec une réaction spéciale de l'organisme, qui succombe ou se défend, de façon différente, suivant les voies d'attaque.

Nous n'en voulons pour preuve que la nouvelle méthode que MM. Roux et Borel ont appliquée au tétanos. Les belles recherches de ces savants ont démontré que l'animal immunisé par l'injection sous la peau d'antitoxine tétanique devient réfractaire contre l'injection *sous-cutanée* de toxine; mais n'est nullement protégé contre l'injection *cérébrale* de cette même toxine.

Reprenant le problème sous une face opposée, ils ont encore démontré, qu'après l'injection de toxine tétanique sous la peau, alors que les premiers accidents tétaniques sont déclarés, qu'existent trismus et contractures, l'injection cérébrale antitoxine a seule une valeur thérapeutique; l'injection sous-cutanée de cette antitoxine, *à quelque dose qu'on la pratique*, reste inefficace.

Avec MM. Widal et Lesné nous avons montré que le choix de la voie d'inoculation avait une très grande importance au point de vue de la mensuration de la toxicité des humeurs. Ainsi, pour le lapin : sérum et urine de l'homme sont toxiques lorsqu'on les inocule par voie intraveineuse.

L'animal meurt lorsqu'il a reçu dans les veines environ 10 à 15 centimètres cubes de sérum, ou 35 à 45 centimètres cubes d'urine. Dans ces conditions, mise à part la formation possible de coagulations fibrineuses, le sérum se montre plus toxique que l'urine.

Or, par l'inoculation dans le cerveau de ce même animal, de ces mêmes humeurs, à doses égales (1 demi-centimètre cube dans un hémisphère ou 1 quart de centimètre cube dans chacun des hémisphères cérébraux), le sérum cesse d'être toxique ; l'urine au contraire continue de l'être, et tue l'animal dans des crises convulsives d'une grande intensité.

De l'ensemble de ces considérations nous pouvons tirer quelques conclusions utiles à la thérapeutique clinique :

Le choix de la voie thérapeutique peut avoir en clinique, au cours de certaines maladies, une importance qu'on ne saurait méconnaître ;

Une dose médicamenteuse minime administrée par telle voie, agira là où restera sans effet une dose supérieure de ce même médicament, administrée par telle voie ;

Ces vues d'ordre clinique suffisent à légitimer chez l'homme l'étude de la voie sous-arachnoïdienne.

L'avenir nous dira si l'emploi de cette nouvelle méthode pourra un jour rendre des services à la thérapeutique humaine.

CHAPITRE II

Injections sous-arachnoïdiennes chez le chien

Dans l'étude de la voie expérimentale sous-arachnoïdienne, nous avons adopté, comme nous l'avons indiqué
antérieurement, l'injection par voie sacro-lombaire.
La facilité de la mise à nu du cône dural, la certitude
d'atteindre toujours l'espace sous-arachnoïdien, l'injection faite à ciel ouvert, la ligature circulaire ou latérale
consécutive, nous offrent toutes les garanties d'une expérience rigoureuse. Les chiens guérissent facilement du
traumatisme opératoire, la plaie soignée se cicatrise sans
entraîner à sa suite de phénomènes paraplégiques et
dans tous les cas où la ligature du cône dural bien faite
n'a pas cédé nous avons obtenu la survie de l'animal.

Les expériences que nous allons relater ont été faites
dans un triple but.

Nous avons cherché à déterminer l'action de certaines
substances non toxiques ou toxiques inoculées par voie
sous-arachnoïdienne, et pour quelques-unes d'entre
elles, nous avons voulu fixer comparativement leur équivalent toxique mesuré par inoculation sous-arachnoïdienne, cérébrale, veineuse, ou sous-cutanée.

Nous avons encore essayé d'étudier l'action de certains microbes après leur inoculation dans la cavité sous-arachnoïdienne.

Enfin, par des médicaments appropriés déposés dans le liquide céphalo-rachidien, nous nous sommes efforcé d'enrayer chez nos animaux et l'évolution du tétanos sous-cutané expérimental et l'éclosion de la tuberculose méningée expérimentale.

I. — SUBSTANCES NON TOXIQUES

Parmi le nombre des substances à expérimenter, nous ne nous sommes arrêté qu'à quelques corps, qui, par leur dosage facile, leur action sur le système nerveux, ou leur vertu thérapeutique, se prêtaient plus facilement à nos expériences. (Nous ne voulons pas rapporter en détail l'observation de chacun de nos animaux. Ce serait surcharger inutilement ce travail. Nous ne mentionnerons que les résultats généraux présentant de l'intérêt.)

A. Eau salée. — L'inoculation sous-arachnoïdienne de corps non toxiques, telle que la solution de chlorure de sodium à 5 pour 1000, nous a permis d'étudier l'élasticité de la cavité sous-arachnoïdienne, et la dose mortelle de compression.

Elle nous montre comment se fait l'échappée des liquides de la région lombaire vers les centres supérieurs, et comment cette échappée, envahissant d'abord les ventricules latéraux, plus tardivement le cortex cérébral, est subordonnée à la quantité du liquide injecté et à la vitesse de l'injection. Si, en effet, après trépanation et incision

de la dure-mère cérébrale, nous poussons par voie lombaire une certaine quantité d'eau salée, nous ne tardons
pas à voir le cerveau faire puissamment hernie à travers
la fenêtre osseuse et des gouttelettes de liquide venir
sourdre à la surface de la pie-mère. Précipitons la rapidité de l'injection ; le cerveau hernié va brusquement se
déchirer et le liquide injecté fait irruption hors des
cavités des ventricules latéraux.

Si, sans trépanation crânienne préalable, nous cher-
chons, par inoculation lombaire, à nous rendre compte
de l'élasticité de l'enveloppe sous-arachnoïdienne, nous
trouvons cette élasticité considérable. Chez des chiens
de poids variant entre 10 et 15 kilogrammes, nous
avons pu injecter avec une innocuité absolue près de
200 centimètres cubes de notre solution salée. L'injection était poussée à la vitesse d'environ 10 centimètres cubes par minute. Nous n'avons pu nous servir du
vase classique de Mariotte pour rendre uniforme la pénétration du liquide ; le piston d'une seringue de Roux
pouvait seul, à certains moments, vaincre la résistance
opposée.

Dans ces conditions, la mort de l'animal, survient
ordinairement après injection de 250 à 350 centimètres
cubes. Très rarement, il se produit des phénomènes
convulsifs. La respiration et le pouls présentent des modifications notables ; le pouls devient lent, intermittent,
les respirations rares, se faisant par inspirations très
profondes. Si on suspend l'injection avant d'avoir atteint
la dose de compression mortelle, les chiens restent som-
nolents un certain temps, parétiques du train postérieur

quelques heures ; mais dès le lendemain ou le surlendemain ils reprennent assez vite leur état normal.

B. **Substances huileuses.** — Nous n'avons étudié que l'action de l'huile d'olive ou de l'huile d'amandes douces, ce dernier produit obtenu plus facilement pur. L'injection d'huile chez les chiens est bien supportée, mais l'injection doit être poussée lentement.

Quand on vient à dépasser 3o à 35 centimètres cubes chez des chiens de 12 à 15 kilogrammes, les mouvements respiratoires deviennent plus lents, plus profonds. On est obligé quelquefois, aussitôt après l'inoculation, d'avoir recours à la respiration artificielle.

Les chiens reviennent assez rapidement à l'état normal après injection d'huile à des doses de 10 et 15 centimètres cubes.

Des chiens ont été sacrifiés au bout d'un temps variant entre deux et quatre mois après l'injection, dans le but d'étudier la résorption de ce corps gras. Dans les premiers jours, on constate la présence d'une grande quantité d'huile au niveau du cortex cérébral, mais surtout à l'intérieur des ventricules cérébraux. Après quatre mois, chez un chien, nous n'avons plus trouvé de substance huileuse ; chez un autre, on voyait manifestement encore des gouttelettes huileuses dans les cavités ventriculaires élargies. La résorption des substances grasses est longue, mais peut donc se faire chez le chien. Elle se fait à la faveur d'une diapédèse leucocytaire plus ou moins active suivant les cas ; on comprend ainsi qu'elle puisse être d'une lenteur excessive.

C. **Gaz.** — L'air ordinaire a été la seule substance

gazeuse injectée. Nous nous sommes servi, soit de la seringue de Roux, soit de la seringue à hydrocèle ou de la soufflerie de Richardson.

De petites quantités d'air sont bien supportées ; mais l'insufflation à la soufflerie de Richardson de doses gazeuses que le manque d'appareils ne nous a pas permis d'évaluer, ont amené, après un instant, des crises épileptiformes d'une intensité extrême, et la mort est survenue en quelques heures. A l'autopsie, une véritable couche gazeuse distendait les tuniques méningées ; et le cerveau doublé de ses enveloppes, après ouverture de la boîte osseuse, se présentait d'une fermeté et d'une rigidité exceptionnelles.

La résorption de l'air est possible, comme une autopsie faite deux mois après l'introduction d'une petite quantité d'air nous en a fourni la preuve.

II. — SUBSTANCES TOXIQUES

Parmi les substances toxiques deux surtout méritaient de fixer notre attention à cause de leur affinité particulière pour les cellules et les fibres nerveuses, nous voulons parler de la morphine et de la cocaïne.

Déjà, dans leur étude sur le tétanos cérébral, MM. Roux et Borel avaient montré chez le lapin la différence d'action et de puissance de la morphine lorsqu'on l'inocule soit par la voie cérébrale, soit par la voie souscutanée.

Nous allons, dans un exposé tout à fait schématique

rapporter les résultats obtenus, et notamment pour la morphine, indiquer chez le chien les équivalents toxiques de cet alcaloïde, après son inoculation par diverses voies.

A. **Morphine.** — Les inoculations ont été faites par voie sous-cutanée, intra-veineuse, sous-arachnoïdienne lombaire, cérébrale, ou directement cérébrale.

Dans nos expériences avec MM. Widal et Lesné nous avions déjà montré que le cerveau du chien aussi bien que celui du lapin et du cobaye, qu'avaient étudié MM. Roux et Borel, était facilement maniable et tolérant pour de fortes doses de liquide dépourvu de toxicité.

On ne peut donc nous objecter que les résultats obtenus après inoculation intracérébrale de corps toxiques puissent être le fait de la compression ou du traumatisme cérébral.

a. — **Inoculation sous-cutanée.** — *Dose mortelle,* 0,025 *à* 0^{gr},035 par kilogramme d'animal (taux légèrement supérieur à celui qu'indiquent MM. Joffroy et Serveaux dans un travail récent) (1).

Symptômes. — La paraplégie s'installe rapidement et domine ordinairement toute la scène. Animal inquiet, halluciné. Œil hagard. Parfois petits jappements. Cherche à se traîner péniblement, se relève avec peine sur son

---

(1) JOFFROY et SERVEAUX. Détermination de l'équivalent toxique de la morphine chez le chien et chez le lapin. *Archives de méd. expérimentale,* juillet 1898, n° 4, p. 486.

train antérieur, puis brusquement retombe sur le flanc. Pas d'écume à la gueule. Crises convulsives très rares, survenant, quand elles existent, quelques minutes avant la mort. Les accidents mortels s'annoncent tantôt par de profonds soupirs, tantôt par de petites secousses avec tremblement musculaire généralisé.

La mort survient 6, 8, 10, 12 heures après l'injection.

b. — **Inoculation intraveineuse.** — *Dose mortelle,* 0,020 à 0^{gr},030 par kilogramme d'animal.

Symptômes. — Le tàbleau symptomatique est à peu près le même que celui observé après inoculation mortelle sous-cutanée.

Les accidents paraplégiques sont également l'élément caractéristique de l'intoxication. Tantôt les animaux sont affalés à terre en résolution complète, tantôt ils se réveillent brusquement de cette léthargie en proie à de terribles hallucinations. Les accidents convulsifs pré-agoniques sont plus fréquents. La mort survient de 3 à 10 heures après l'injection, tantôt lentement, tantôt au milieu de secousses musculaires.

c. — **Inoculation cérébrale** (région pariéto-occipitale). — *Dose mortelle,* 0,001 à 0^{gr},005 par kilogramme d'animal (dose inoculée dans 3 centimètres cubes d'eau).

Symptômes. — Au sortir de la narcose chloroformique, un quart d'heure environ après l'injection cérébrale de morphine : secousses convulsives du train antérieur et postérieur — nuque raidie — écume aux lèvres, emprisonne sa tête de ses deux pattes de devant, a des mouvements de mâchonnement. Brusquement hallucinations, se lève comme mû par un ressort. Pas de phénomènes paraplégiques, fait rapidement le tour de la salle, se butant aux chaises et contre le mur. Puis vingt à trente minutes après l'injection surviennent les grandes crises convulsives : crises terribles rappelant dans toute leur intensité le tableau de la grande crise comitiale.

Couché sur le flanc, les yeux hagards avec exophtalmie, mouvements nystagmiformes et pupilles très dilatées ; tête fixée en arrière, la gueule grimace, mâchonne, avec écume sanguinolente aux lèvres, les paupières battent spasmodiquement sur les yeux convulsés. Il existe du relâchement des sphincters. Les membres antérieurs et postérieurs sont le siège de convulsions cloniques. Bientôt, tout le corps est agité de secousses rythmiques incessantes.

Puis, la détente se produit et amène un assoupissement momentané, bientôt réveillé par de nouvelles crises. Des hallucinations peuvent provoquer la marche, la course, le saut.

La mort survient en général quatre à dix heures après l'injection.

d. — **Inoculation médullaire.** — *Dose mortelle,* 0,003 à 0^{gr},005 par kilogramme d'animal.

Cette inoculation est très délicate. Nous pouvons cependant dire que, dans des conditions expérimentales rigoureuses, après laminectomie dorsale, deux chiens ont supporté impunément l'un (chien de 12 kilogrammes) 1/4 de centimètre cube d'eau salée ; l'autre (chien de 15 kilogrammes) 1/2 centimètre cube de la même solution salée. Ces chiens vivent encore. L'injection a été faite il y a 65 jours.

La moelle est donc tolérante pour les liquides non toxiques au même titre que le cerveau.

Symptômes. — Après inoculation de $0^{gr},004$ de morphine dilués dans un quart de centimètre cube d'eau, sont survenues de grandes crises d'épistothonos, avec raideur du train antérieur et postérieur, les pattes sont allongées, fixes, la nuque est rejetée en arrière. La face semble plus épargnée. Les spasmes oculaires, les grimaces, les grincements de dents sont restés à l'état d'ébauche. Il peut exister cependant avant les accidents mortels de grandes crises convulsives généralisées.

Nous n'avons fait d'expérience que sur deux chiens. La mort est arrivée chez l'un (11 kilogrammes) après deux heures, chez l'autre (14 kilogrammes) après cinq heures.

e. — **Inoculation sous-arachnoïdienne.** — Les accidents symptomatiques produits par l'inoculation de morphine par la voie sous-arachnoïdienne lombaire sont différents de ceux qui surviennent à la suite de l'inoculation de la même dose sous l'arachnoïde cérébrale.

Cette évolution dissemblable nous oblige à tracer un double tableau symptomatique.

α. *Inoculation sous-arachnoïdienne crânienne.* — *Dose mortelle.* — L'injection est poussée au niveau de la région pariéto-occipitale ($0^{gr},006$ par kilogramme d'animal — dans 4 centimètres cubes d'eau).

Symptômes. — Un quart d'heure environ après l'inoculation et la suspension du chloroforme on peut constater des mouvements de détente de la patte postérieure du côté opposé (secousses choréiformes) ; puis, surviennent des mouvements de négation de la tête, il y a du

mâchonnement, de l'écume aux lèvres. Le membre antérieur du côté opposé ne tarde pas à être atteint de secousses rythmiques, une heure environ après le début
des accidents. De grandes crises convulsives analogues
à celles que nous avons décrites, mais presque toujours
à prédominance symptomatique du côté opposé au siège
de l'inoculation, terminent souvent la scène.

La mort arrive en 12 ou 24 heures en moyenne.

β. *Inoculation sous-arachnoïdienne lombaire. — Dose
mortelle,* 0,005 à $0^{gr},008$ de morphine par kilogramme
d'animal.

A égale quantité de morphine les accidents sont d'autant plus rapides et d'autant plus intenses que la dilution
de la morphine est faite dans une assez grande quantité d'eau et que l'injection est poussée avec plus de
force.

Si nous venons à diluer $0^{gr},005$ de morphine dans un
centimètre cube d'eau, nous obtiendrons des effets de
rapidité et d'intensité moindre que si ces $0^{gr},005$ de
morphine avaient été mélangés dans 10 ou 15 centimètres
cubes d'eau.

A de certains titres, $0^{gr},001$ par kilogramme d'animal,
dissous dans une dose totale de 1 centimètre cube d'eau,
on peut n'avoir que des accidents paraplégiques, tous les
symptômes morbides restant limités au train postérieur.

Symptômes. — Très rapidement, après une injection
en dilution suffisante, survient de la raideur des membres, la tête est fixée en arrière, puis éclatent des mouvements, des crises convulsives d'une grande intensité,
crises généralisées avec participation de la face.

La mort survient plus rapidement que dans l'inoculation sous-arachnoïdienne cérébrale en 2, 4, 6 heures.

Sous l'arachnoïde lombaire on peut provoquer des phénomènes localisés aux membres inférieurs : paraplégie persistante durant une à deux heures, en injectant une petite dose de morphine, 0,001 à o^{gr},002 par kilogramme d'animal dissoute dans 1 centimètre cube d'eau.

Un tableau résumé montrera mieux que toutes les longues descriptions, la différence d'action de la morphine, suivant les diverses voies d'introduction employées (voir page suivante).

Il était intéressant de faire une étude d'ensemble avec un corps bien dosé et portant surtout ses effets sur le système nerveux.

Ces recherches sur l'équivalent toxique de la morphine nous font saisir toute l'importance de la voie d'attaque, tant au point de vue de la symptomatologie créée, qu'au point de vue de la rapidité et de l'intensité de l'action médicamenteuse.

Elles nous montrent encore toutes les différences qui peuvent séparer l'inoculation sous-arachnoïdienne lombaire de l'inoculation sous-arachnoïdienne cérébrale, et comment, dans de certaines conditions, une substance médicamenteuse peut localiser ses effets sur les centres nerveux sous-jacents.

B. Cocaïne. — Continuant avec le chlorhydrate de cocaïne la série de nos expériences chez le chien, nous avons obtenu les résultats suivants :

Par voie lombaire, l'inoculation sous-arachnoïdienne dans 2 centimètres cubes d'eau, de 0,005 milligrammes à

DIFFÉRENTES VOIES EXPÉRIMENTALES	DOSES NÉCESSAIRES POUR AMENER LA MORT par kilogr. d'animal	ÉVALUATION DES ACCIDENTS SYMPTOMATOLOGIE
Voie cérébrale. . .	0,001 milligr. à 0,004 milligr.	Crises convulsives générali-sées. Hallucinations. Mort en 6 à 8 heures.
Voie médullaire. .	0,002 milligr. à 0,004 milligr.	Crises convulsives généralisées à prédominance des mem-bres. Hallucinations moins fré-quentes. Mort en 2 à 6 heures.
Voie sous-arachnoï-dienne cérébrale..	0,005 milligr. à 0,008 milligr.	Accidents convulsifs débutent et prédominent sur le côté du corps opposé au siège de l'inoculation. Action surtout directe sur le centre cortical sous-jacent. Mort en 12 à 18 heures.
Voie sous-arachnoï-dienne lombaire..	0,003 milligr. à 0,006 milligr.	Accidents convulsifs brusques à prédominance marquée du côté des membres. Participation de la face beau-coup plus tardive. Mort en 2 à 6 heures.
»	à 0,001 milligr.	Localisation des phénomènes paraplégiques au niveau des membres inférieurs.
Voie intra-veineuse.	0,020 milligr. à 0,030 milligr.	Accidents paraplégiques. Hallucinations. Crises convulsives seulement. Mort en 8 à 12 heures.
Voie sous-cutanée. .	0,030 milligr. à 0,040 milligr.	Accidents paraplégiques. Hallucinations Crises convulsives rares. Mort en 8 à 15 heures.

Équivalents toxiques de la morphine chez le chien.

0,01 centigramme de chlorhydrate de cocaïne par kilogramme d'animal, amène rapidement en trois ou quatre minutes une analgésie complète du train postérieur. L'analgésie gagne successivement, *métamériquement* pour ainsi dire, les flancs, le thorax, le train antérieur, la tête, pour se généraliser à tout le corps au bout de quinze à vingt minutes. Elle existe, à la fois superficielle et profonde, peut atteindre la muqueuse buccale, respecte en général la cornée, ne s'accompagne d'analgésies sensorielles qu'à la suite de doses plus fortes de cocaïne pouvant alors entraîner la mort. On peut, à une certaine phase du début ou d'envahissement, observer une dissociation syringomyélique, l'analgésie à la piqûre précédant l'analgésie au chaud. A cette analgésie se superpose le plus souvent la paralysie des membres correspondants, mais les troubles moteurs restent toujours moins accusés que les troubles sensitifs. Cette analgésie généralisée peut persister une heure ou deux, indépendamment de tout trouble notable de la circulation ou de la respiration et de tout phénomène hallucinatoire, délirant ou convulsif. La tête et surtout les oreilles sont les premières régions qui récupèrent leur sensibilité normale ; les membres postérieurs, anesthésiés les premiers, sont aussi les derniers à recouvrer leur état normal.

Par voie crânienne, l'inoculation sous-arachnoïdienne de la même dose de cocaïne, chez un chien de même poids, amène très rapidement des secousses convulsives généralisées, de grandes crises épileptiformes avec écume aux lèvres, incontinence des sphincters, hallucinations terrifiantes. Ces phénomènes passagers d'extrême excitation ont une durée d'environ une à deux heures laissant place parfois, suivant la dose injectée et le point d'inoculation, à des analgésies mal réparties, rarement généralisées, et qui n'ont jamais ni la constance, ni l'envahissement régulier des analgésies provoquées par inoculation rachidienne.

En étudiant la température rectale des chiens en expérience, on peut voir le thermomètre monter jusqu'à 4o et 41° (la température normale des chiens est de 38°,5 environ).

Cette élévation thermique s'obtient environ 5 à 8 heures après l'injection ; elle ne s'observe qu'après l'injection de doses élevées, aux environs ou au-dessus de o^{gr},o1 de cocaïne par kilogramme d'animal. Nous n'avons jamais noté ni nausées, ni vomissements.

Jusqu'à présent on n'avait étudié que l'action de simples badigeonnages de cocaïne sur la moelle mise à nu (Odier) ou l'injection de cocaïne intracérébrale (Fr. Franck, Tumass, Carvalho, Aducco, Comte et Rist) ou dans le nerf lui-même (Fr. Franck); l'inoculation sous-arachnoïdienne de ce corps, intéressante pour les physiologistes à plus d'un titre, a pu le devenir pour les cliniciens, comme nous le verrons dans les pages suivantes.

C. **Iodure de potassium.** — En dilution concentrée, dans 2 à 3 centimètres cubes d'eau, de 10 à 20 centigrammes de KI par kilogramme d'animal, on observe, après réveil chloroformique, une douleur excessivement vive, avec phénomènes paraplégiques ; l'animal se traîne très péniblement à l'aide de son train antérieur ; ce n'est quelquefois que quelques heures après que l'on peut

observer la paralysie des pattes antérieures. La mort
survient, en général, au milieu de phénomènes méningitiques, en vingt-quatre ou trente-six heures. Dans deux
cas, où nous avons eu une survie de plus d'une semaine,
les accidents paraplégiques avaient persisté.

En dilution étendue dans 40 centimètres cubes d'eau,
aux mêmes doses, un frisson généralisé secoue l'animal,
la tête se redresse en arrière, les membres s'étendent
et se raidissent; on peut observer une syncope subite
nécessitant la respiration artificielle, et souvent l'animal
succombe dans ces conditions. Dans quelques cas, l'animal soumis à des doses plus faibles peut se remettre
pour retomber et succomber quelques jours plus tard.
A doses encore plus faibles l'animal peut survivre.

D. **Bromure de potassium.** — Nos expériences sur
ce corps sont encore insuffisantes pour pouvoir, à l'heure
actuelle, déterminer son équivalent toxique par voie
sous-arachnoïdienne lombaire. Chez deux chiens, pourtant, la mort n'est pas survenue après inoculation de 15
centigrammes de bromure par kilogramme d'animal dans
20 centimètres cubes d'eau distillée.

Ces dernières expériences, comme nos recherches
faites à l'aide de la cocaïne et de la morphine, nous
montrent :

Qu'avec l'emploi de solutions peu étendues, on
peut obtenir une localisation sur les centres nerveux
sous-jacents ou du moins la non propagation trop rapide
du liquide toxique vers les centres nerveux supérieurs,
à la faveur du liquide céphalo-rachidien.

Avec des solutions plus étendues, cette dissémination

reste quelque temps progressive, pour se faire ensuite lentement, la solution médicamenteuse n'est pas immédiatement brassée par le liquide céphalo-rachidien, les racines lombaires, à ce contact toxique, peuvent souffrir ; accidents que l'on peut éviter par l'emploi de solutions plus diluées.

III. — MICROBES ET TOXINES.

La virulence d'un microbe est subordonnée à un si grand nombre de conditions, dépend de si nombreux facteurs que l'on n'est en droit de juger et d'affirmer un résultat positif qu'après expériences comparatives.

Parfois cependant, les faits se présentent avec une si grande netteté à l'expérimentateur que le doute n'est plus possible.

Parmi les bactéries pathogènes, les unes le sont vis-à-vis d'un très grand nombre d'espèces animales, les autres, au contraire, ne se montrent nocives que vis-à-vis d'un petit nombre. Mais, cet état réfractaire de tel ou tel animal, vis-à-vis de telle ou telle bactérie, peut disparaître, soit du fait de l'affaiblissement de l'organisme animal lui-même, qui offre, par cela même, moins de résistance à l'envahissement microbien ; soit du fait du renforcement de la virulence du microbe considéré.

La possibilité de l'exaltation de virulence d'un microbe a rendu de grands services à la bactériologie ; c'est elle qui sert de base aux études sérothérapiques. Nous n'insisterons pas sur les nombreuses méthodes qui peuvent servir à renforcer la puissance virulente d'un microbe ; nous ne voulons mettre en lumière qu'un seul point qui intéresse directement nos expériences : c'est le choix de la porte d'entrée.

C'est un fait d'observation, banal au point de vue expérimental, que celui qui nous montre un animal succombant à une dose minime d'une culture microbienne, inoculée par la voie veineuse, et résistant à une dose bien supérieure de cette même culture, inoculée par la voie sous-cutanée.

Devant l'infection ou l'intoxication microbiennes, nous retrouvons les mêmes lois qui ont régi les intoxications chimiques, à savoir : une dose minime de culture microbienne ou de poison, inoculée par telle voie, agira sur l'organisme, là où restera sans effet une dose supérieure de cette même culture, de ce même poison, inoculée par telle autre voie.

La notion du microbe nous force pourtant à introduire un élément de plus dans l'explication du mécanisme pathogénique ainsi créé ; il faudra désormais tenir compte de l'exaltation de virulence développée sur place, soit du fait d'une pullulation rendue très active du microbe lui-même, soit du fait d'une élaboration plus aisée de toxine ou de produits solubles.

L'enveloppe arachnoïdo-pie-mérienne nous a semblé un vase clos admirablement disposée pour servir à ce genre de recherches. L'étude du liquide céphalo-rachidien — in vitro — nous avait bien montré son action bactéricide vis-à-vis de la plupart des microbes pathogènes ; mais, nous allons voir que les conditions ne sont

plus les mêmes — in vivo — et que nos expériences ont
confirmé nos hypothèses.

A. **Pneumocoque.** — Le pneumocoque est l'agent de
la pneumonie, mais il peut devenir aussi, comme
M. Netter l'a montré, l'agent de la méningite pneumo-
nique (nous ne disons pas de la méningite cérébro-
spinale épidermique) ; à ce titre, il méritait d'être
expérimenté en première place.

M. Netter a étudié la méningite à pneumocoque chez
le lapin. Il a pu constater toute la gravité de l'infection
méningée pneumococcique chez cet animal qui succombe
fatalement à une dose virulente même minime de ce
microbe inoculé sous les méninges.

Mais, quelle que soit la voie employée, on sait que le
lapin ne présente aucune résistance vis-à-vis du pneumocoque. Cet animal est avec la souris blanche le
témoin révélateur, par excellence, du microbe de
Talamon.

Le chien présente au contraire vis-à-vis de ce microbe
une résistance particulière. Les expériences déjà ancien-
nes de Gamaléïa, ont démontré que chez cet animal,
même après l'inoculation intratrachéale ou intrapulmo-
naire de pneumocoque virulent, il fallait, pour déterminer des accidents consécutifs mortels, traumatiser au
préalable la muqueuse trachéale ou pulmonaire. L'injection sous-cutanée ou intraveineuse de pneumocoque
très virulent n'a jamais été suivie d'aucune action
pathogène.

Or, il a suffi dans nos expériences de l'inoculation
sous-arachnoïdienne lombaire de petites quantités de

culture de pneumocoque virulent pour amener la mort de l'animal avec une rapidité et une intensité d'évolution extrêmes.

Les cultures de pneumocoque dont nous nous sommes servi provenaient du sang du cœur de souris qui avaient succombé elles-mêmes à l'inoculation sous-cutanée des crachats pneumoniques. Les ensemencements avaient été faits directement dans du bouillon peptonisé et les tubes laissés 18 heures à l'étuve à 37°.

Les inoculations ont été pratiquées à des doses variant entre un 1/2 et 5 centimètres cubes.

Nos expériences ont été poursuivies avec trois échantillons différents de pneumocoque, mais tous trois de source pulmonaire.

a. **Inoculation sous-arachnoïdienne lombaire.** — Quatre chiens ont été inoculés sous l'arachnoïde lombaire avec des doses variant de 1 à 5 centimètres cubes.

Symptômes. — Dans tous les cas, très rapidement on a pu assister à l'évolution de symptômes méningés. La réaction était généralisée. Les animaux mouraient 24 ou 48 heures après l'inoculation. La nuque roidie, couchés sur le flanc ou se roulant parfois sur le dos les quatre pattes en l'air, ou frottant leur museau dans la terre, de temps en temps secoués de petits jappements, ils mouraient sans avoir jamais présenté de vraies crises convulsives.

Dans tous les cas, les ensemencements du sang du cœur faits aussitôt après la mort nous ont donné des cultures pures de pneumocoque extrêmement virulent, comme l'ont prouvé les inoculations à la souris.

b. **Inoculation sous-arachnoïdienne cérébrale.** — Cinq chiens ont été inoculés à doses égales et avec les mêmes cultures ayant servi déjà à l'inoculation sous l'arachnoïde lombaire.

Symptômes. — Deux chiens n'ont présenté qu'un peu de somnolence et de tristesse et se sont rétablis les jours suivants. Deux autres ont présenté des phénomènes nerveux en rapport avec une compression ou une excitation de la zone cortico-cérébrale sous-jacente au point d'inoculation (secousses, légères petites crises convulsives). L'un est mort quatre jours après, l'autre a résisté.

Le cinquième, qui avait reçu trois centimètres cubes, mourait avec des symptômes méningés généralisés trois à quatre jours après l'inoculation.

c. **Inoculation cérébrale.** — Il a suffi chez trois chiens d'un quart ou d'un demi-centimètre cube de culture en bouillon de pneumocoque virulent déposé en plein parenchyme cérébral pour amener la mort des animaux en 8, 10 et 16 heures, au milieu de symptômes de réaction cérébrale d'intensité extrême (crises convulsives, hallucinations, sauts, bonds).

Les ensemencements faits avec le sang du cœur ont été positifs dans les trois cas. Ils ont donné naissance à une culture pure de pneumocoque.

d. **Inoculation veineuse.** — Dix centimètres cubes de la même culture ont été poussés en une seule fois dans la veine saphène d'un chien. L'animal n'a présenté aucune réaction morbide consécutive.

e. **Inoculation sous-cutanée.** — L'inoculation sous-cutanée a donné le même résultat que l'inoculation intraveineuse. L'animal s'est montré complètement réfractaire.

Ces expériences peuvent surprendre au premier abord. L'étonnante facilité avec laquelle les chiens succombent à l'inoculation sous-méningée ou cérébrale, alors que l'on sait ces animaux si résistants vis-à-vis de ce microbe pathogène, met bien en évidence toute l'importance et le rôle joué par la porte d'entrée.

Elles montrent l'exaltation possible de la virulence d'un microbe qui devient dans de nouvelles conditions capable de forcer la barrière arachnoïdo-pic-mérienne et de donner naissance à une infection généralisée rapidement mortelle.

Ces expériences font encore voir que devant l'infection pneumococcique les réactions des deux méninges ne sont pas les mêmes ; nous y retrouvons les diverses modalités symptomatiques déjà signalées au cours de ce travail.

B. **Charbon.** — On sait que les chiens résistent facilement à l'inoculation sous-cutanée de petites doses de cultures charbonneuses. La survie des animaux est la règle à peu près absolue. Nous avons pu nous convaincre de la réalité de ce fait au cours de nos expériences.

Par l'*inoculation sous l'arachnoïde lombaire* tous nos chiens ont rapidement succombé à l'inoculation de petites doses de culture charbonneuse (1/4 à 2 centimètres cubes).

Nous avons retrouvé après la mort de l'animal le bacille charbonneux à l'état de pureté dans le sang du cœur.

C. **Bacille typhique.** — L'*inoculation cérébrale* seule

a été tentée. Trois chiens ont été inoculés avec 1/4, 1/2 et
1 centimètre cube de bouillon typhique vieux de 24 heures
après séjour à l'étuve à 37°. Le bacille typhique prove-
nait d'un échantillon entraîné depuis longtemps au laboratoire. L'un des chiens (1/2 centimètre cube) est mort en
48 heures avec des phénomènes de réaction cérébrale
intense, les deux autres ont survécu.

Il n'y a pas eu infection généralisée, comme nous
l'avions observé avec le pneumocoque ou le bacille charbonneux. Les ensemencements du sang du cœur sont
restés stériles.

Devant ces résultats peu nets, par l'inoculation intra-
cérébrale, nous n'avons pas tenté l'inoculation sous-arachnoïdienne.

D. **Tétanos.** — Nous n'insisterons pas dans ce chapitre sur les inoculations sous-méningées du tétanos ;
nous aurons l'occasion de traiter cette partie plus en
détail dans les pages suivantes.

Qu'il nous suffise d'indiquer qu'à doses égales l'évolution du tétanos a toujours été plus rapide dans son
apparition et plus intense dans son évolution, après
inoculation sous-méningée qu'après inoculation sous-
cutanée, que nous avons retrouvé, ici encore, les différences que comportaient les inoculations sous la méninge
crânienne ou sous la méninge rachidienne.

Nous avons recherché si dans l'inoculation sous-
arachnoïdienne lombaire de toxine tétanique après quelques heures de contact *in vivo* avec le parenchyme
cérébral et le liquide céphalo-rachidien, la toxine tétanique pouvait se retrouver dans le liquide céphalo-

rachidien recueilli par prise lombaire. Vingt-quatre heures après l'injection de quatre centimètres cubes de toxine active, les résultats ont été positifs; le liquide céphalo-rachidien, recueilli, provoquait le tétanos chez les souris injectées, alors que le sang du même animal n'a donné que des résultats négatifs.

Au cours de l'intoxication tétanique par voie sous-cutanée ou sanguine, le liquide céphalo-rachidien n'acquiert aucune propriété tétanisante. Nos résultats soit chez l'homme dans trois cas, soit chez les chiens dans plusieurs cas ont toujours été négatifs, conformes en cela avec les expériences de M. A. Marie, qui n'a pu arriver par l'inoculation des organes ou des sécrétions glandulaires d'animaux sacrifiés en pleines crises tétaniques, à déceler la toxine tétanique au moins avec ses propriétés tétanisantes connues (1).

E. Tuberculose. — Le bacille de Koch était avec le pneumocoque et le bacille tétanique un des microbes les plus intéressants à étudier au point de vue de la réaction méningée.

Parmi ces microbes, les uns (bacille tétanique, pneumocoque) pouvaient servir à provoquer une réaction brusque de la méninge, une évolution de la maladie rapidement mortelle ; et nous avons vu avec quelle intensité se déroulent chez les animaux inoculés avec ces bactéries les accidents morbides.

---

(1) A. MARIE. Recherches sur la toxine tétanique. *Annales de l'Institut Pasteur*, 1897, p. 599.

Le bacille de Koch est au contraire un microbe dont l'action pathogène est lente à se faire sentir sur les tissus; il provoque ordinairement des lésions à évolution chronique, permettant la survie des animaux des semaines ou des mois.

Il semble avoir chez l'enfant une affinité spéciale pour les méninges ; c'est de lui que sont redevables ces formes redoutables de méningite de la base, c'est lui encore qui crée ces tubercules isolés des méninges convexes ou basilaires.

La localisation du bacille de Koch au niveau des méninges n'entraîne pas, en effet, chez l'homme fatalement un processus pathologique, régulier, univoque, toujours identique à lui-même.

Les formes anatomo-pathologiques et cliniques sont variées depuis la granulie méningée et l'exsudat tuberculeux basilaire jusqu'à la méningite en plaques et le tubercule isolé de la pachyméninge ou de la leptoméninge.

Bien des facteurs en clinique humaine peuvent en effet entrer en jeu pour modifier, accélérer ou entraver au moins partiellement l'invasion tuberculeuse méningée.

Ce sont quelques-uns de ces facteurs que nous avons cherché à étudier de plus près et dans ce but nous nous sommes adressé à l'expérimentation, persuadé que ces tentatives contribueraient à éclaircir ou à préciser quelques points obscurs de l'histoire de la méningite tuberculeuse.

Les chiens ont été les animaux de choix.

Pour greffer efficacement chez eux l'infection tuberculeuse au niveau des méninges on ne saurait se servir
de la voie lymphatique.

Les lymphatiques des centres nerveux et des méninges molles sont à l'étude.

Nous avons vu combien l'infection directe par les
canalicules lymphatiques de régions éloignées était difficile à concevoir.

L'expérimentateur doit donc s'adresser soit à l'inoculation par voie sanguine, soit plutôt à celle par voie
sous-arachnoïdienne.

a. **Inoculation par voie sanguine.** — L'infection par la voie
sanguine, à l'aide d'inoculation directe de bacilles dans
les vaisseaux carotidiens n'est pas suivie d'éclosion de
tuberculose méningée (Cornil et Bezançon, Péron).

Chez les chiens adultes cette loi est en effet la
règle.

Mais, chez de tous jeunes chiens de quatre à six semaines, et non chez des adultes, on peut, dans de certaines conditions, provoquer l'évolution de lésions tuberculeuses méningées.

Il faut alors avoir soin de lier préalablement les deux
jugulaires internes droite et gauche, et puis, après injection de bacilles dans le vaisseau carotidien, de jeter
également une ligature sur cette artère. Deux fois dans
six cas, ces tous jeunes animaux ainsi traités ont présenté des symptômes nets de méningite tuberculeuse.
avec phénomènes cérébraux, vertiges, titubation, excitation, amblyopie.

La mort des animaux est survenue de trois à quatre

semaines après l'injection. A l'autopsie, à côté d'une localisation pulmonaire se révélant par de grosses granulations, nous avons noté sur le cortex pie-mérien des deux hémisphères, mais avec plus de prédominance au niveau du cerveau correspondant à l'injection, un exsudat net occupant surtout la région de la scissure de Sylvius, et frontale et pariétale ascendante, ayant également envahi la région basilaire entre les pédoncules et le chiasma des nerfs optiques.

Les méninges rachidiennes ne présentaient pas de graves lésions macroscopiques, pourtant le liquide sous-arachnoïdien spinal était trouble avec quelques éléments leucocytaires. Il renfermait des bacilles de Koch révélés par l'inoculation intra-péritonéale au cobaye.

Nous n'avons jamais observé dans ces inoculations par voie sanguine le développement du gros tubercule solitaire qui se développe parfois chez l'homme.

b. **Inoculation par voie sous-arachnoïdienne.** — Nous avons étudié les inoculations par le bacille de Koch, et celles avec la toxine tuberculeuse.

Ces deux séries d'inoculation se complètent l'une l'autre et aident à expliquer quelques-uns des points encore obscurs du mécanisme pathogénique et étiologique de la méningite tuberculeuse.

Inoculations de bacilles tuberculeux. — M. Martin (1) a montré que chez le cobaye on pouvait par inoculation

---

(1) L. Martin. Méningite tuberculeuse expérimentale. *Société de biol.*, 5 mars 1898.

par voie occipitale déterminer une méningite tuberculeuse expérimentale.

Nous avons poursuivi (1) et complété ces études chez
le chien par l'inoculation de bacilles de Koch au niveau
de régions différentes des espaces sous-arachnoïdiens :
régions lombaire, atloïdo-occipitale, crânienne.

M. Peron (2) a confirmé ces recherches.

Les cultures virulentes dont nous nous sommes servi
nous ont été obligeamment fournies par M. Autclair. Elles
étaient prélevées en pleine végétation sur des tubes de
pommes de terre, et émulsionnées à la dose de deux à
trois milligrammes dans un à deux centimètres cubes de
bouillon.

Une première remarque est que les chiens vieux
présentent plus de résistance à l'inoculation sous-méningée du bacille de Koch que les chiens jeunes.

L'inoculation sous-arachnoïdienne atloïdo-occipitale
est plus rapidement mortelle que l'inoculation sous-
arachnoïdienne lombaire, et cette dernière est suivie
également d'une évolution plus rapide du processus que
l'inoculation sous-arachnoïdienne crânienne.

Le début des accidents morbides se fait environ
quinze jours à un mois après l'inoculation, leur évolution jusqu'à la terminaison fatale s'accomplit en moyenne
dans la même durée de temps.

---

(1) A. SICARD. Essais d'injections microbiennes par voie céphalo-rachidienne. *Société de biol.*, 30 avril 1898.

(2) A. PÉRON. Méningite tuberculeuse. *Archives de méd.*, octobre et
novembre 1898.

L'inoculation atloïdo-occipitale fournit le tableau symptomatique le plus frappant.

Deux à trois semaines après l'inoculation (quatre cas) le chien maigrit, recherche la solitude, se tapit dans les coins, est toujours somnolent. Cette somnolence est parfois entrecoupée de phénomènes d'excitation. Puis surviennent, les jours suivants, des troubles de la marche et de la vue. La démarche est titubante avec chutes fréquentes, il existe souvent du dérobement brusque des quatre membres. L'amblyopie survient dans les derniers temps, l'animal se bute aux objets environnants. Enfin, l'état cachectique, l'élévation de la température (42°) l'inappétence absolue, quelques rares vomissements, une prostration extrême, le relâchement des sphincters marquent l'étape finale.

Après *inoculation sous-arachnoïdienne lombaire* (trois cas) on peut également voir évoluer (un cas) les symptômes d'une méningite bacillaire typique, mais chez les deux autres animaux, les symptômes ont prédominé au niveau des membres inférieurs. Ils se sont traduits par de la paraplégie précoce avec contracture et émission involontaire d'urine et de fèces. La mort est survenue chez ces deux animaux avant que l'exsudat de la base soit assez nettement organisé pour avoir pu donner naissance à une symptomatologie basilaire typique.

L'inoculation sous-arachnoïdienne crânienne (trois cas) a été suivie chez deux des animaux d'amaigrissement prononcé, d'instabilité de la marche, et de mouvements choréiformes généralisés. On n'a pas constaté de vraies secousses jacksoniennes. Les chutes étaient fréquentes

sur le côté opposé à la lésion. Puis ont éclaté les symptômes de la méningite basilaire, l'amblyopie est survenue plus ou moins rapidement et les animaux ont succombé un mois à deux mois après le début des accidents.

Chez le troisième chien, nous avons vu les symptômes
corticaux s'amender et l'animal n'a été sacrifié que six
mois après alors que son état était redevenu satisfaisant.

A l'autopsie, les résultats macroscopiques sont en
général les suivants.

Après inoculation atloïdo-occipitale les lésions pré-
dominent dans la plupart des cas au niveau de la région
de la base du cerveau. On peut voir, comme le montre la
figure 1, au niveau du bulbe, des pédoncules et du chiasma
et dans l'espace inter-pédonculaire chismatique, le développement d'exsudats avec traînées de substance gélati-
niforme.

Il est également possible en détachant la pie-mère
avec soin de découvrir de fines granulations disséminées
dans l'exsudat.

Mais les méninges spinales sont loin d'être respec-
tées. Le liquide céphalo-rachidien à leur niveau est
trouble, et renferme des éléments leucocytaires, la pie-
mère est épaisse, revêtue par place de flocons fibrineux.

Après inoculation lombaire, dans un cas, les lésions
étaient disséminées sur toute la pie-mère spinale et se
poursuivaient jusqu'au niveau de la base, restant très
légères au niveau du cortex. Dans deux autres cas, l'exsudat de la base cérébrale était fort peu prononcé ; il existait
au contraire une pachy et une lepto-méningite engainante
de la région sacro-lombaire des plus remarquables (fig. 3).

Enfin, dans un cas d'inoculation sous l'arachnoïde crânienne le processus est resté localisé à la surface corticale (fig. 2).

L'animal n'a été sacrifié que 6 mois après, alors que l'état général était redevenu bon.

Chez 5 de nos animaux sur 11, l'autopsie a permis de déceler en outre de grosses lésions tuberculeuses des poumons.

A l'ouverture du crâne de quatre chiens, nous avons pu examiner bactériologiquement avec tout le soin désirable les exsudats et les granulations de la base cérébrale. Nous n'avons jamais pu retrouver que le bacille de Koch à l'état de pureté, soit après ensemencements aérobies, soit après examen sur lamelles. Dans deux cas, le frottis a permis de constater des bacilles tuberculeux en assez grand nombre, dans deux autres cas, ces bacilles étaient très rares.

Nous sommes donc en droit de répéter ce que nous disions antérieurement (1) : que la méningite tuberculeuse n'est pas le résultat d'un processus d'infection polymicrobienne, et que le bacille de Koch ou sa toxine sont capables de provoquer à eux seuls toutes ces lésions : exsudats ou granulations.

Nous avons, en effet, appris dans les maladies à compter non seulement avec le microbe mais encore avec ses produits solubles, sa ou ses toxines.

Dans cette cavité close, qui forme l'enveloppe arach-

----

(1) A. Sicard. Tuberculose et pneumococcie sous-arachnoïdiennes expérimentales. *Société de biol.*, 29 octobre 1898.

noïdo-pic-mérienne, et qui enserre le liquide céphalo-rachidien, il est logique de supposer que les poisons du bacille tuberculeux vont trouver un tube de culture tout préparé à leur sécrétion ; et que ce sont eux qui vont agir surtout sur les centres nerveux sous-jacents. L'axe nerveux cérébro-spinal sera tuberculinisé plutôt que tuberculisé.

Inoculation de toxine tuberculeuse. — Deux méthodes pouvaient servir à mettre en évidence le rôle que joue la toxine bacillaire dans l'évolution de la méningite tuberculeuse. Il fallait rechercher cette toxine dans le liquide céphalo-rachidien, ou encore créer la méningite tuberculeuse par l'inoculation de la toxine tuberculeuse.

On sait que M. Autclair est parvenu expérimentalement à reproduire par l'injection pulmonaire de certains des poisons sécrétés par le bacille de Koch des lésions du parenchyme, identiques à celles créées par le bacille lui-même.

Dans ce but, nous avons injecté de la tuberculine chez des chiens, comme l'ont fait MM. Martin et Vaudremer (1) chez des cobayes. Notre tuberculine, par injection intra-cérébrale, tuait le cobaye en 11 heures à la dose de 1/20 de centimètre cube.

Nous avons inoculé dans la région sous-arachnoïdienne lombaire de ces chiens cette tuberculine à de certaines doses : 5 à 30 gouttes diluées dans 10 à 20 centimètres cubes d'eau salée stérilisée.

---

(1) L. MARTIN et A. VAUDREMER. Études sur la pathogénie de la méningite tuberculeuse. *Soc. de biol.*, 19 novembre 1898.

Deux de nos chiens sont morts en trois jours après avoir présenté des contractures généralisées et des symptômes d'une vive irritation spinale. Un a survécu durant 5 jours, les deux derniers ne sont morts qu'après 10 à 13 jours après avoir présenté des symtômes d'excitation et de dépression; de la titubation et du coma terminal.

A l'autopsie de ces deux animaux, le liquide céphalorachidien s'est montré trouble avec présence de leucocytes, il existait une congestion pie-mérienne intense cérébrale mais surtout spinale, avec dépôts fibrineux. Pas d'exsudats nets de la base, ni de granulations. Les autres chiens ne présentaient que la congestion arachnoïdopie-mérienne et de l'augmentation du liquide ventriculaire.

Nous avons été moins heureux en essayant d'utiliser la seconde méthode, la recherche de la toxine dans le liquide céphalo-rachidien.

On sait que l'on peut mettre facilement en évidence la présence des poisons du système nerveux par l'injection intra-cérébrale, suivant la méthode de Roux et Borel. C'est à ce procédé que nous avons eu recours.

Presque toutes nos expériences cliniques (5 cas de méningite tuberculeuse chez l'homme) sont restées sans résultat, l'injection dans le cerveau du cobaye de 1 quart et de 1 demi-centimètre cube du liquide céphalo-rachidien retiré à ces malades par ponction lombaire n'a déterminé chez l'animal aucun symptôme morbide. Dans une seule observation, à la dose de 1 demi-centimètre cube, le liquide céphalo-rachidien retiré très trouble,

très peu de temps, 2 heures avant la mort du malade,
et injecté à la dose de 1 demi-centimètre cube a provoqué chez le cobaye des crises épileptiformes intenses ;
mais l'animal s'est progressivement rétabli.

Par contre, le liquide cérébro-spinal, retiré trouble par
ponction lombaire chez trois de nos chiens en évolution
avancée de méningite tuberculeuse, a tué dans deux cas,
en 24 heures le cobaye à la dose de 1 demi-centimètre
cube ; et dans le troisième cas a déterminé des crises
convulsives, sans amener la mort.

Ainsi, si l'expérimentation animale vient à l'appui du
rôle que peut jouer la toxine tuberculeuse dans l'évolution de la méningite, l'expérimentation clinique n'a
donné jusqu'ici que des résultats positifs très impar-
faits.

Peut-on invoquer la fixation hâtive de cette toxine
sur les centres nerveux sous-jacents au fur et à mesure
de sa formation ? Ou n'est-elle répartie dans toute la
masse du liquide céphalo-rachidien que trop faiblement
pour pouvoir impressionner à de si petites doses le cerveau du cobaye ? On sait encore que les poisons du bacille tuberculeux sont multiples. Dans ce milieu si spécial du liquide céphalo-rachidien, le microbe élaborerait-il
des poisons nocifs seulement pour la cellule cérébrale de
l'homme et non toxiques par la cellule centrale du cobaye.
Nous avons en effet démontré avec MM. Widal et
Lesné (1) combien les réactions des cellules cérébrales

______

(1) Widal, Sicard et Lesné. Toxicité de quelques humeurs de l'organisme inoculées dans la substance centrale. *Société de biol.*, 23 juillet 1898.

vis-à-vis d'un même poison étaient différentes suivant les espèces animales.

Il faut, du reste, multiplier les tentatives dans cette voie.

La ponction lombaire faite à l'aide d'une fine aiguille n'est pas douloureuse, n'est jamais suivie d'accidents si l'on sait ne pas prodiguer l'écoulement du liquide céphalo-rachidien ; et souvent elle amende la céphalée des malades méningitiques.

Inoculation interpériostée dure-mérienne. — Entre le canal osseux vertébral et la dure-mère proprement dite existe un espace large rempli de tissu graisseux fluide et qui joue un rôle de protection mécanique et de glissement vis-à-vis des centres nerveux sous-jacents.

C'est dans cet espace que nous avons inoculé à deux chiens des cultures très virulentes de bacilles de Koch.

Chez l'un, six semaines après, chez l'autre, deux mois et demi après, nous avons vu apparaître des symptômes paraplégiques qui sont allés en s'accentuant progressivement et ont amené la mort des animaux en un délai variant de trois à cinq semaines. Les chiens sont morts très amaigris, cachectiques, avec incontinence des sphincters et escarres au niveau des membres inférieurs mais sans phénomènes de méningite basilaire.

A l'autopsie, masse caséo-fibreuse siégeant dans l'espace inter-périostée dure mérienne sous forme d'un anneau très irrégulier, se prolongeant au niveau de la région postérieure sur une étendue de 4 à 5 centimètres (fig. 4).

A ce niveau, dure-mère, arachnoïde, pie-mère et substance médullaire étaient englobés en un seul paquet. Le processus était limité en un certain point de la région dorsale médullaire.

Une réaction inflammatoire salutaire permettait l'accolement des feuillets méningés au fur et à mesure de l'extension du processus, empêchant ainsi l'ensemencement direct et la dissémination par le liquide céphalo rachidien du bacille tuberculeux.

Au niveau des masses pathologiques la moelle n'était pas seulement comprimée mais pénétrée par des traînées exsudatives, et le bacille de Koch, comme nous avons pu nous en assurer par des frottis immédiats, se trouvait au sein même de la masse nerveuse médullaire.

Ces faits ont leur importance, et montrent que parfois en clinique la moelle peut ne pas échapper au processus infectieux tuberculeux, dans certains cas de mal de Pott, par exemple.

Ils montrent que encore dans certaines conditions heureusement rares, au lit du malade, un mal de Pott peut se terminer par une méningite tuberculeuse ; l'injection bacillaire étant trop brusque et l'exsudat agglutinatif de protection des membranes n'ayant pas eu le temps de s'organiser (1).

Examen anatomo-pathologique. — Nous avons décrit plus

------

(1) Ces lignes étaient à l'impression quand nous avons eu connaissance de la communication de MM. Philippe et Cestan. (Formes histologiques de la méningo-myélite tuberculeuse. *Société de Neurologie*, 7 déc. 1899). Nos recherches expérimentales confirment ainsi les faits cliniques que ces auteurs viennent d'étudier avec grand soin.

haut les constatations macroscopiques faites à l'autopsie des animaux.

Voici brièvement résumés les résultats obtenus par l'examen au microscope après durcissement des pièces au formol et inclusion à la celloïdine.

Nous n'avons pu encore rechercher de façon méthodique la disposition des bacilles.

Au niveau des enveloppes, les lésions les plus communes sont des lésions diffuses. Il existe un épaisissement considérable de la pie-mère, un prolifération cellulaire souvent très marquée, une infiltration leucocytaire répartie en groupements plus ou moins abondants et remplissant les mailles du tissu sous-arachnoïdien. La lumière des vaisseaux est parfois mais rarement oblitéré ; on peut distinguer aisément les gaines circulaires bourrées de leucocytes. Par place, on peut constater des centres moins bien colorés, flous, correspondant sans doute à des exsudats en dégénérescence granuleuse.

Au niveau des centres nerveux nous avons pu constater dans deux cas, une lepto-myélito-tuberculeuse analogue à celle que le Pr Raymond (1) a décrite chez l'homme. Par places, au niveau des régions lombaire et dorsale existaient des centres de désintégration granuleuse, avec disparition plus ou moins assurée des cylindre-axes, et prolifération conjonctive. La lumière des vaisseaux était dilatée renfermant de nombreux leucocytes. Dans la gaine

---

(1) F. RAYMOND. Des différentes formes de leptomyélites tuberculeuses. *Revue de médecine*, 10 mars 1886.

des vaisseaux périépendymaires et autour du canal central existait une prolifération conjonctive très abondante.

Enfin, l'examen des cellules médullaires, par la méthode de Nissl, nous a permis, au niveau de la région lombaire, de constater des lésions accusées dans les trois cas examinés, inoculation de bacilles.

Les cellules et leurs prolongements sont gonflés.

Le noyau n'est que rarement excentrique, mais il a souvent des contours indécis et son nucléole est également gonflé. Les granulations ne se détachent pas ; la cellule présente une coloration diffuse et le protoplasma est par places fissuré.

En résumé, il est possible de réaliser la méningite tuberculeuse expérimentale, soit par voie sanguine, soit par ensemencement direct du liquide céphalo-rachidien.

Cette infection tuberculeuse expérimentale donne lieu dans la très grande majorité des cas à un processus diffus et étendu à tout le réseau pie-mérien, dans les cas exceptionnels, elle peut donner naissance à de la méningite en plaques.

Les toxines sécrétées par le bacille de Koch semblent jouer un rôle important dans l'évolution de ce processus.

Le liquide céphalo-rachidien est un facteur essentiel dans la dissémination du bacille et de ses toxines.

Au cours de la méningite tuberculeuse généralisée, les lésions cellulaires des centres nerveux sous-jacents peuvent servir à expliquer les symptômes d'ordre moteur observés durant la vie.

Au cours d'une tuberculose extra-dure-mérienne, aux

lésions médullaires dues à la compression, viennent se surajouter les lésions dues à l'infection directe bacillaire.

Les exsudats ou les granulations situés au niveau de la pie-mère ne sont pas le résultat d'un processus d'infection polymicrobienne, le bacille de Koch ou ses toxines sont capables à eux seuls de créer ces granulations.

CHAPITRE III

Essais expérimentaux thérapeutiques par voie sous-arachnoïdienne.

Dans nos essais, chez le chien, de thérapeutique par voie méningée sous-arachnoïdienne, nous nous sommes attaché à deux maladies, le tétanos et la tuberculose : l'une, maladie à évolution rapide ; l'autre, maladie, au contraire, à marche lente.

A. Tétanos et sérum antitoxique. — Nos expériences ont été faites dans un double but :

D'une part, nous avons recherché si l'inoculation préventive de sérum antitétanique, faite sous la peau, suffirait à empêcher l'éclosion du tétanos, après inoculation de culture tétanique, faite, non par voie sous-cutanée, mais par voie sous-arachnoïdienne ;

D'autre part, nous avons recherché si l'inoculation préventive de sérum antitétanique, faite sous l'arachnoïde, était capable d'entraver l'évolution des accidents tétaniques développés à la suite de l'injection sous-cutanée de toxine tétanique.

On sait, en effet, que, dans ces conditions, alors que les accidents tétaniques consécutifs à l'inoculation sous-cutanée de toxine, ont commencé leur évolution et déterminé l'apparition de contractures, l'antitoxine inoculée sous la peau, ne jouit plus d'aucune action curatrice; seule, son inoculation intra-cérébrale se montre encore efficace (Roux et Borel).

Dans l'intention également d'étudier la valeur comparative de la méthode thérapeutique par voie cérébrale ou par voie sous-arachnoïdienne, nous avons réalisé les expériences suivantes :

Six chiens à peu près de même âge et de même poids ont été inoculés en même temps sous le flanc gauche avec un centimètre cube de culture filtrée tétanique active.

Trois jours après, dès le début de l'apparition des contractures, nous avons injecté :

A deux chiens, par inoculation cérébrale, 5 centimètres cubes de sérum antitétanique ;

A deux autres, par inoculation sous-arachnoïdienne, 15 centimètres cubes de sérum antitétanique ;

Aux deux derniers, par voie sous-cutanée, 30 centimètres cubes de sérum antitétanique.

Dans ces conditions, les chiens inoculés par voie cérébrale ont survécu ; ceux, inoculés par voie sous-arachnoïdienne, ont présenté une survie de 4 jours sur les derniers inoculés par voie sous-cutanée.

L'inoculation directe cérébrale du sérum antitétanique, faite suivant la méthode de MM. Roux et Borel, s'était donc montrée beaucoup plus efficace que l'inoculation sous-arachnoïdienne.

Nous avons voulu cependant poursuivre l'expérience et tenter l'injection sous-arachnoïdienne de sérum antitétanique en quantité beaucoup plus considérable.

Sur une deuxième et troisième série de chiens, nous sommes parvenu à enrayer l'évolution des accidents et à obtenir la survie des animaux, par l'inoculation sous-arachnoïdienne, à haute dose, de sérum antitoxique.

Les doses, employées à cet effet, ont varié entre 5o et 6o centimètres cubes. Le sérum a été injecté soit directement en nature, soit après dessiccation dans le vide et reprise dans de l'eau salée.

Ce sont là les résultats de l'expérience. Y a-t-il, dans ces conditions, légères ruptures de l'enveloppe arachnoïdo-pie-mérienne et passage du sérum dans les espaces inter-cellulaires du parenchyme cérébral, comme le fait se produit dans l'inoculation cérébrale. Ou bien, cette influence se fait-elle sentir, non plus directement sur la cellule nerveuse, mais indirectement lorsque le sérum est repris par la voie sanguine ou lymphatique.

Nous l'ignorons. Un fait certain est que l'inoculation de sérum antitétanique sous la méninge cérébrale, n'a jamais donné les mêmes résultats thérapeutiques que l'inoculation sous la méninge lombaire. Les liquides, comme nous l'avons déjà dit, pénètrent très mal sous la méninge crânienne, il est difficile d'en injecter plus de 10 centimètres cubes et dans ces conditions nous n'avons jamais obtenu de résultats satisfaisants.

Il restait à faire l'expérience inverse. Il restait à inoculer du sérum antitétanique sous la peau ; puis, à voir, si l'animal, qui, dans ces conditions, est toujours immunisé contre l'injection sous-cutanée de toxine active, l'est également contre l'injection sous-arachnoïdienne de cette même toxine.

Six chiens sont inoculés avec 10 centimètres cubes de sérum antitétanique sous la peau ; puis immédiatement après : deux chiens reçoivent, par voie sous-cutanée, 1 centimètre cube de toxine tétanique ; deux autres, par voie sous-arachnoïdienne, 1 centimètre cube de cette même toxine. Les deux derniers ne reçoivent (toujours par voie sous-arachnoïdienne) leur dose de 1 centimètre cube de toxine tétanique que dix heures plus tard.

Or, les deux premiers chiens seuls ont résisté, les quatre derniers sont morts ; l'antitoxine tétanique avait pu préserver les chiens contre l'injection sous-cutanée de toxine, elle n'avait pas réussi, dans ces conditions de délai, à les protéger contre l'inoculation de toxine, sous l'arachnoïde.

Ces expériences montrent qu'au point de vue thérapeutique, vis-à-vis de sérums actifs, la cavité sous-arachnoïdienne semble jouer le même rôle que vis-à-vis d'autres substances actives : morphine, cocaïne, iodure de potassium, etc.

Elle se révèle voie médicamenteuse ou thérapeutique plus active et plus efficace, dans certains cas, que la voie sous-cutanée. Elle tient le milieu, comme rapidité et efficacité d'action, entre la voie sous-cutanée et la voie cérébrale directe.

B. **Tuberculose méningée.** — Nous avons cherché à enrayer non l'évolution, mais l'éclosion de la tuberculose méningée chez le chien.

Au commencement du mois d'avril, 1898, nous avons inoculé, par voie atloïdo-occipitale, à quatre chiens à peu près de même poids, 1 centimètre cube d'émulsion bien homogène de bacilles de Koch. Vers la même époque, un certain nombre d'autres chiens furent inoculés dans les mêmes conditions. Ces animaux, qui devaient nous servir de témoins, sont ceux dont nous avons rapporté les observations dans le chapitre précédent.

Le premier groupe de chiens, (quatre jeunes animaux), reçurent, après cicatrisation avancée de la plaie de la nuque, et quinze jours après l'inoculation de la culture tuberculeuse, alors que les accidents méningitiques n'avaient pas encore éclaté, des doses variables d'huile iodoformée (1).

Ces injections furent faites par voie sacro-lombaire (2) à des doses de 5 et 10 centimètres cubes d'huile renfermant environ 0,05 centimètres cubes d'iodoforme.

Ces chiens ont résisté mieux que les témoins, mais ont fini par succomber également. La culture tuberculeuse inoculée dans ces cas ne s'était pas montrée du

---

(1) Les chiens normaux, d'un poids de 8 à 11 kilogrammes, résistent bien à l'inoculation sous-arachnoïdienne de 10 à 20 centimètres cubes d'huile d'amandes douces ; ils résistent également à l'inoculation de 10 à 20 centimètres cubes de cette huile renfermant de 5 centigrammes à 10 centigrammes d'iodoforme. Ils succombent presque tous lorsque la proportion d'iodoforme est supérieure ; qu'elle atteint, par exemple, 20 centigrammes pour un animal d'une dizaine de kilogrammes.

(2) Pour éviter un second traumatisme, nous n'avons fait l'injection, après mise à nu du cône dural, que chez un seul de nos chiens. Nous pénétrions directement à travers la peau dans un espace lombaire et après avoir constaté l'écoulement du liquide céphalo-rachidien, nous injections directement l'huile. Cette technique est ainsi d'une exactitude moins rigoureuse, mais elle épargne un second traumatisme à l'animal. L'huile est, du reste, une substance qui fuse rapidement vers les centres supérieurs, et la petite quantité qui pourrait se glisser dans l'espace sub-dural est négligeable.

reste très virulente. Les témoins ne sont morts qu'après quatre mois et demi ; ceux traités par l'huile, après six mois et demi à sept mois. Tous présentaient à l'autopsie des lésions de tuberculose méningée.

Ces expériences visaient, du reste, non la guérison d'une lésion, constituée, formée, mais l'arrêt, l'entrave de l'éclosion de cette lésion.

On peut encore se demander si les exsudats une fois créés, la substance lombaire, injectée par voie sacro-lombaire, pourra se frayer un passage à travers les trous de Morgagni et de Lusehka, et venir baigner les cavités ventriculaires. Il semble, d'après les auteurs, que dans le plus grand nombre de cas les communications restent libres.

Ces exsudats ne paraissent pas jouer le rôle de barrière infranchissable, mais simplement de filtre, plus ou moins long à se laisser imbiber. Les substances huileuses, l'iodoforme (corps volatif) peuvent peut-être les traverser.

Il était intéressant de signaler ces tentatives très restreintes chez l'animal. Un jour, peut-être, une antitoxine tuberculeuse spécifique aura-t-elle plus de chance d'entraver l'évolution tuberculeuse méningée, par son inoculation sous-arachnoïdienne que par son inoculation sous-musculaire.

QUATRIÈME PARTIE

INJECTIONS SOUS-ARACHNOIDIENNES CHEZ L'HOMME

CHAPITRE I

Considérations générales

Ce dernier chapitre est encore un chapitre d'attente. Il a seulement pour but de montrer la possibilité de l'injection sous-arachnoïdienne chez l'homme, et la tolérance de la cavité sous-arachoïdienne vis-à-vis d'un liquide non toxique.

On comprend qu'avant de pousser plus avant nos recherches en clinique humaine, nous ayons voulu les faire précéder d'une expérimentation rigoureuse.

Le laboratoire nous a montré tout le parti que l'on pouvait tirer de cette étude de la voie sous-arachnoïdienne. Certains résultats expérimentaux sont acquis. Nous avions, dès maintenant, le droit de chercher à les appliquer avec grande prudence au lit du malade.

Peut-être cette méthode sera-t-elle appelée à rendre un jour en clinique humaine des services thérapeutiques ? Peut-être pourra-t-on conserver quelque espoir de modifier, tout au début, la marche de la méningite tuberculeuse ou de certaines méningites infectieuses, par des injections sous-arachnoïdiennes de liquides appropriés ? Peut-être, au cours de la maladie tétanique, devant l'im-

possibilité ou le refus d'une inoculation cérébrale:
l'inoculation sous-arachnoïdienne de sérum antitétanique
se montrera-t-elle moins dépourvue d'efficacité que son
inoculation sous-cutanée ?

Comme pour toutes les voies nouvelles le champ des
hypothèses est vaste, l'avenir pourra seul nous renseigner
à cet égard.

Les observations recueillies à ce sujet, aussi bien dans
la littérature française que dans la littérature étrangère,
sont encore trop peu nombreuses pour que nous puissions en déduire des conclusions fermes.

Quelques points sont cependant acquis.

Il est possible d'injecter des quantités de solutions
non toxiques variant de 5 à 10 centimètres cubes (Sicard)
à 20 et 25 centimètres cubes (Jacob).

Les substances médicamenteuses injectées jusqu'à
présent ont été :

Le chlorure de sodium à la dose totale de $0^{gr},02$ à
$0^{gr},05$.

L'iodure de potassium à la dose totale de $0^{gr},01$.

Le sérum antitétanique.

L'huile stérilisée émulsionnée dans du liquide céphalo-
rachidien bromuré, à la dose totale de 2 centimètres cubes
pour 2 centigrammes et demi de bromure de potassium.

Le chlorhydrate de cocaïne à des doses variant de
$0^{gr},005$ à $0^{gr},025$ pour un demi, un et deux centimètres
cubes d'eau stérilisée.

Il est utile de faire précéder l'injection de l'évacuation
d'une petite quantité (5 à 10 centimètres cubes) de
liquide céphalo-rachidien.

Si l'on est sûr d'une asepsie rigoureuse et si le médicament s'y prête, on peut laisser tomber le liquide
céphalo-rachidien dans un tube renfermant la substance
médicamenteuse dosée, puis injecter de nouveau ce
même liquide céphalo-rachidien avec la substance médicamenteuse dissoute à son contact.

Les injections doivent être poussées très lentement et
la température des solutions portée autant que possible
à 37°.

La ponction lombaire doit être faite avec une aiguille
résistante, mais de fin calibre, auquel on a adapté un tube
de caoutchouc destiné à recueillir facilement et goutte à
goutte le liquide céphalo-rachidien de soustraction et à
donner plus de souplesse aux mouvements de l'opérateur.
Pour l'injection de cocaïne qui ne réclame qu'une petite
quantité de solution un demi ou un centimètre cube, la
seringue de Pravaz peut être appliquée directement sur
l'aiguille sans aucun intermédiaire caoutchouté.

Dans ces conditions, et aux doses et aux titres préci-
tés, les injections sous-arachnoïdiennes sont ordinairement bien supportées par les malades. La plupart d'entre
eux ne manifestent aucune douleur locale durant l'injection. Interrogés après, ils déclarent le plus souvent
n'avoir éprouvé aucune sensation particulière en dehors
de la douleur de la piqûre.

Pour la même dose et le même titre d'une même
solution injectée à divers malades, on peut voir survenir
chez quelques-uns d'entre eux certains symptômes morbides, les autres malades soumis au même traitement,
restant indemnes. Les symptômes observés sont de la

céphalée, des vomissements, de l'élévation de la température.

Ces phénomènes débutent en général de deux à six heures après l'injection, et ne sont toujours que passagers, vingt-quatre à trente six heures, quand on a su être prudent.

Ils sont très probablement dus à une surproduction rapide du liquide céphalo-rachidien. Sous l'influence de ces solutions étrangères, le liquide céphalo-rachidien doit être sécrété en plus grande quantité, et agir mécaniquement sur les centres cérébraux sous-jacents. En tous cas, la résorption ne tarde pas à se faire, et l'équilibre est rapidement rétabli.

Nous allons très brièvement résumer les diverses observations publiées jusqu'à ce jour sur les injections sous-arachnoïdiennes chez l'homme.

Injections de sérum antitétanique.

Observation I

Service de M. Brissaud, 12 février 1898.

Homme de 40 ans, au huitième jour d'un tétanos franchement déclaré (trauma du gros orteil).

Le trismus existe depuis une semaine. Des contractures généralisées ont fait leur apparition depuis deux jours. Il n'y a pas de délire. Température 38°,8.

Nous injectons 40 centimètres cubes de sérum antitoxique sous la peau ; puis, après ponction lombaire qui amène l'évacuation d'une dizaine de centimètres cubes de liquide céphalo-rachidien, nous abandonnons avec grande prudence par le trocart laissé en place, 4 centimètres cubes de sérum antitétanique, à la température de 37°.

Le malade n'a manifesté aucune douleur locale durant l'injection. Interrogé après, il a déclaré n'avoir éprouvé aucune sensation particulière.

L'évolution tétanique n'a pas semblé avoir été modifiée, et le malade est emporté quelques jours plus tard au milieu de crises tétaniques bulbaires.

Observation II

Hospice de la Salpétrière. — Remplaçant : M. Ettlinger.
Septembre 1898.

Une femme de 42 ans entre le 8e jour d'un tétanos franchement déclaré. Une plaie de la région frontale témoigne du point d'entrée du bacille.

Les accidents tétaniques ont eu une évolution rapide ; trismus très accusé, opistothonos, et, depuis 24 heures, la malade est sujette à des crises bulbaires de dyspnée intense. Le pouls bat à 130 ; la respiration est de 39 ; la température de 38°,7. Les facultés intellectuelles sont conservées.

La situation est jugée désespérée. La malade refuse toute trépanation et devant l'issue certainement fatale à brève échéance, nous essayons, de concert avec notre collègue Ghika, l'inoculation sous-arachnoïdienne. Après évacuation lombaire de 15 centimètres cubes de liquide céphalo-rachidien, nous pratiquons, par le trocart laissé en place, l'injection de 60 centimètres cubes de sérum antitétanique.

Nous pratiquons l'injection avec une facilité extrême, très lentement — les 60 centimètres cubes sont inoculés en 25 minutes.

Ni pendant, ni après l'injection, la malade en pleine possession de ses facultés intellectuelles n'a ressenti le moindre symptôme douloureux ; le pouls et la respiration n'ont pas changé de rythme ou de fréquence — il n'y eut ni céphalée, ni vomissements consécutifs, ni élévation de température.

L'évolution tétanique ne fut malheureusement nullement entravée, et, deux jours après, la malade était emportée par une crise respiratoire bulbaire.

Au moment même des crises organiques, alors que la malade n'avait plus sa connaissance, deux heures avant sa mort, une seconde ponction lombaire fut pratiquée. Elle ramena 10 centimètres cubes d'un liquide absolument clair, qui s'écoula à la pression ordinaire ; liquide qui n'était pas teinté en jaune, non poisseux, qui n'agglutinait pas le bacille tétanique (1) ; qui ne renfermait par conséquent plus de sérum antitétanique.

La résorption du sérum s'était effectuée, au moins en très grande partie, dans l'espace de 48 heures.

-----

(1) Le sérum normal de l'Institut Pasteur agglutine le bacille tétanique en cultures de 3 jours à 1 pour 1000 (Courmont).

L'autopsie permit de constater une hyperémie légère de la surface corticale, les ventricules paraissaient contenir un peu plus de liquide qu'à l'état normal.

L'espace sub-dural périmédullaire contient en petite quantité une sérosité liquide, qui n'est peut-être autre chose qu'un peu de sérum antitétanique ayant fusé durant l'injection entre les deux feuillets de la dure-mère.

Observation III

Hospice de la Salpétrière. — Remplaçant : M. Ettlinger.
(Observation rapportée à la *Société de Chirurgie,* par M. Beurnier.)
Septembre 1898

Femme de 38 ans, tabétique de vieille date, très morphinomane, 0,50 à 0,60 centigrammes de morphine par jour en injections sous-cutanées.

Elle entre au quatrième jour d'un tétanos franchement déclaré ; trismus accusé, contractures généralisées, symptômes bulbaires. Température 38°,4.

Devant la très grande gravité des symptômes, de concert avec M. Beurnier, chirurgien de garde, et notre collègue M. Comte, une double intervention est faite.

D'une part, on injecte avant le sommeil anesthésique par l'espace sous-arachnoïdien lombaire 40 centimètres cubes de sérum, puis on endort la malade, on trépane et l'on injecte dans chaque hémisphère 4 centimètres cubes de sérum antitétanique.

Nous n'avons remarqué aucune réaction douloureuse, aucun symptôme bulbaire plus accusé durant l'inoculation lombaire. La malade mourut trois jours après emportée par la marche progressive des accidents tétaniques.

Observations discutées a la

Société de médecine interne de Berlin

Novembre 1899

M. Jacob rapporte un cas de tétanos très grave traité par injection sous-arachnoïdienne d'antitoxine tétanique. La malade, une femme guérit.

M, Heubner dit avoir pratiqué sans résultat des injections sous-arachnoïdiennes d'antitoxine chez six enfants atteints de tétanos.

Injections de chlorure de sodium.

OBSERVATION I

Service de M. BRISSAUD, 20 février 1898.

Paralysie générale progressive. — Homme de 35 ans, employé, atteint de paralysie générale avec accès épileptiques d'intensité moyenne.

Ponction lombaire. Évacuation de 8 centimètres cubes de liquide céphalo-rachidien.

Injection, par le trocart laissé en place, de 10 centimètres cubes, poussés lentement en 5 minutes (à la température de 37°), d'une solution d'eau distillée renfermant 5 centigrammes de chlorure de sodium.

Ni pendant, ni après l'injection, aucun symptôme douloureux ou réactionnel quelconque. Le malade peut se lever comme d'habitude, pas de fièvre.

Les crises épileptiformes ont cessé durant trois semaines, pour reprendre après, avec leur régularité première.

Le malade est mort 18 mois après à la Salpêtrière, emporté par la marche progressive de la paralysie générale.

Injections de bromure de potassium.

Observation I

Service de M. Raymond, juillet 1899.

Jeune fille de 30 ans, épileptique depuis l'âge de 20 ans. Crises non modifiées depuis 3 ans malgré l'ingestion quotidienne de doses élevées de bromure de potassium.

Les crises se reproduisent tous les 2 ou 3 jours.

Nous injectons avec M. Gasne dans l'espace sous-arachnoïdien lombaire 2 centigrammes de bromure de potassium dissous dans 2 centimètres cubes de sérum humain (Le sérum humain n'a été employé qu'après quelques jours de conservation aseptique. Il était ainsi dépourvu de toxicité).

L'injection n'a pas été douloureuse. Il n'y a eu qu'une très légère céphalée, de courte durée, sans nausées, ni élévation de la température.

La malade restée au lit a éprouvé un vif besoin de sommeil 2 heures après l'injection.

Les crises ont cessé durant une semaine environ, puis ont réapparu avec leur intensité première ; une seconde injection pratiquée dans les mêmes conditions 15 jours après, n'a également amené qu'un répit momentané des crises convulsives.

Observation II

Service de M. Raymond, juillet 1899.

Jeune fille de 33 ans, comitial depuis son jeune âge. Crises très fréquentes non atténuées par l'ingestion de bromure.

Avec M. Gasne, injection par la voie lombaire de 3 centigrammes de bromure de potassium dans 5 centimètres cubes d'eau distillée.

Pas de douleur durant l'injection. Deux heures après céphalée légère, six heures après la température s'est élevée d'un degré à 38°, il n'y a pas eu de nausées.

La malade après un bon sommeil ne ressentait plus aucun malaise.

Les crises ont disparu dans la semaine suivante, elles se sont atténuées encore les jours suivants, puis sont revenues avec leur intensité première.

Observation III

Service de M. Raymond, juillet 1899.

Elle est calquée sur les observations précédentes.

Femme de 29 ans, atteinte de mal comitial à crises répétées depuis l'âge de 12 ans. La dose plus élevée de 5 centigrammes dans 6 centimètres cubes d'eau a provoqué une céphalée assez forte, sans nausée, ni élévation de température.

Les résultats favorables sur les crises n'ont été que momentanés.

Injections d'iodure de potassium.

OBSERVATIONS DISCUTÉÊS A LA
SOCIÉTÉ DE MÉDECINE INTERNE DE BERLIN.

M. JACOB publie les résultats obtenus par l'injection sous-arach-noïdienne d'iodure de potassium chez trois malades.

1° Chez une femme de quarante-neuf ans atteinte d'hémiplégie droite, qui était depuis dix-sept jours dans le coma et chez laquelle M. Jacob avait diagnostiqué une gomme de cerveau ; la malade succomba au bout de quelques jours ;

2° Chez une femme, âgée de trente ans, atteinte de paraplégie, avec paralysie des muscles de l'œil et de la langue, et chez laquelle M. Jacob avait diagnostiqué une syphilis cérébro-spinale. Une première injection d'une solution d'iodure de potassium ne produisit aucun résultat. Une seconde injection d'une solution d'iodure de sodium fut suivie d'une amélioration assez considérable pour rendre possible la marche ; toutefois à la suite de cette intervention, la malade se plaignit de maux de tête, de vomissements, et présenta une glycosurie passagère ;

3° Chez une femme, âgée de quarante-quatre ans, atteinte de syphilis cérébrale, après paraplégie spastique et amaurose de l'œil droit. Les injections furent suivies d'une amélioration moins sensible que dans le cas précédent.

La solution iodurée dont M. Jacob faisait usage contenait $0^{gr},04$ pour 100 grammes d'eau ; il en injectait 25 centimètres cubes, ce qui correspondait à $0^{gr},01$ de sel.

OBSERVATION DE H. JABOULAY. Lyon médical (9 octobre 1898)

Chez un malade atteint de myélite syphilitique, M. Jaboulay fit pénétrer par la voie sous-arachnoïdienne lombaire, après anesthésie chloroformique, 5o centigrammes d'iodure de potassium dans 10 centimètres cubes d'eau. Il y eut, quelques minutes après l'inoculation, syncope respiratoire, et, malgré la respiration artificielle longtemps prolongée, la mort survint.

MM. Jaboulay et Martin pensent que cet accident mortel ne peut avoir été causé « que par l'état défectueux des centres nerveux et de la moelle, qui n'a pas permis à leur malade de supporter le léger shock qui accompagne toute ponction lombaire ».

Nous ajouterons que la dose totale de $0^{gr},5o$ d'iodure de potassium, nous paraît une dose excessive pour l'inoculation sous-arachnoïdienne.

Injections de cocaïne.

M. Bier a mis en lumière le parti que l'on pouvait tirer au point de vue chirurgical des inoculations cocaïnées sous-arachnoïdiennes, et, dans cinq opérations portant sur des lésions des membres inférieurs, il a pu obtenir une analgésie parfaite.

Voici le résumé de ses observations publiées au mois d'avril 1899 (1).

Observation I

Homme de trente-quatre ans. Tuberculose de l'articulation tibio-tarsienne.

Injection de 0,15 milligrammes de cocaïne (3 centimètres cubes d'une solution à 0 gr. 5 pour 100).

Analgésie après vingt minutes, localisée au niveau des membres inférieurs.

Résection tibio-tarsienne.

Observation II

Homme de dix-sept ans. Ostéomyélite du tibia.

Injection de 0,01 centigramme de cocaïne (2 demi-centimètres cubes d'une solution à 1 gramme pour 100, injectés à deux minutes d'intervalle).

Analgésie complète des membres inférieurs après cinq minutes.

Trépanation du tibia.

Durée de l'analgésie : une demi-heure environ.

---

(1) A. Bier. Ueber Cocaïnisirung des Rückenmarks. *Deutsche Zeitschrift für chir.*, tome 51, p. 361.

Observation III

Garçon de quatorze ans. Ankylose du genou.

Injection de 0,01 centigramme de cocaïne (2 centimètres cubes d'une solution à 1 gramme pour 100, injectés à deux minutes d'intervalle).

Début presque immédiat de l'analgésie, s'étendant jusqu'à l'ombilic.

Résection du genou.

Observation IV

Enfant de onze ans. Tuberculose de l'ischion.

Injection de 0 gr. 005 milligrammes de cocaïne (1/2 centimètre cube d'une solution à 1 pour 100).

Après sept minutes analgésie des membres inférieurs complète. L'analgésie remonte rapidement jusqu'au niveau du thorax supérieur.

Observation V

Homme de trente ans. Fracture compliquée de la cuisse.

Injection de 0,01 centigramme de cocaïne (1 centimètre cube d'une solution à 1 pour 100).

Analgésie treize minutes après.

Opération longue et très difficile effectuée sans aucune douleur.

Observation VI

Jeune fille de dix-sept ans. Ostéomyélite du fémur. Injection de 0 gr. 005 de cocaïne (1/2 centimètre cube d'une solution à 1 pour 100).

Analgésie vingt minutes après.

Trépanation de l'os.

M. Bier a noté, dans la moitié des cas, à la suite de ces injections, de la céphalée et des nausées, qui ont persisté, en moyenne, durant vingt-quatre heures.

Mais chez aucun de ses malades, il n'a observé de troubles cardiaques ou pulmonaires; ces faits le portent à conclure que cette méthode trouvera surtout son application chez les futurs opérés atteints de maladies du cœur ou des voies respiratoires.

Nous avons essayé, avec M. Gasne, d'appliquer cette méthode au traitement des douleurs fulgurantes des tabétiques; dans deux observations nous avons provoqué un amendement des symptômes douloureux, mais l'amendement n'a été que momentané.

Observation I

Hospice de la Salpêtrière. (Service de M. Raymond.)
(Juillet 1889.)

Homme de 39 ans, tabétique de longue date, entré pour crises de douleurs fulgurantes d'une intensité extrême. Il est sujet à ces crises douloureuses tous les mois environ.

Injection de $0^{gr},006$ de cocaïne dans 2 centimètres cubes de sérum humain.

Dix minutes après l'injection, analgésie assez accusée des membres inférieurs. Le tact est conservé, la piqûre n'est plus perçue (nous nous étions assurés auparavant de l'état de la sensibilité).

L'analgésie ne remonte qu'au niveau du pubis.

Les symptômes douloureux fulgurants se sont amendés durant quatre à cinq heures. Le malade ne ressentait que quelques engourdissements et des fourmillements.

Les douleurs ont reparu le lendemain matin avec leur intensité première.

État vertigineux assez accusé, trois heures après l'injection, céphalée légère. Pas de nausées, pas d'élévation de la température.

OBSERVATION II

Hospice de la Salpêtrière (service de M. le Professeur RAYMOND),
Juillet 1889.

Cette deuxième observation a été à peu près calquée sur la précédente.

Homme tabétique de vieille date, âgé de 44 ans et entré avec une crise de douleurs fulgurantes qu'aucune thérapeutique n'avait soulagé.

La dose inoculée de cocaïne a été de $0^{gr},006$ milligr. dans 1 centimètre cube d'eau distillée.

Amendement net des douleurs fulgurantes 15 minutes après. Symptômes d'analgésie au niveau des membres inférieurs remontant jusqu'au niveau de la partie supérieure des cuisses.

Céphalée légère ; élévation de la température à $37°,8$, sensation de nausée, sans vomissement.

M. Seldowitsch (1), dans un travail tout récent, publie également le résultat de ses recherches sur le même sujet.

OBSERVATION I

Femme de 59 ans. Cancer du pied.

Injection de $0^{gr},01$ de cocaïne (deux centimètres cubes d'une solution à 1/2 pour 100.

---

(1) SELDOWITSCH. Ueber Cocaïnisirung des Rückenmarks. *Centralblatt für chir.*, tome 41, p. 1110.

OBSERVATION II

Analgésie parfaite des membres inférieurs après 8 minutes. Amputation de Pirogoff d'une durée de 40 minutes.

Retour de la sensibilité à la douleur au bout de 56 minutes.

Femme de 5o ans. Sarcome mélanique du calcanéum ; métastase dans les ganglions inguinaux.

Malade très cachectique.

Injection de o^{gr},oo6 de cocaïne (1/2 centimètre cube d'une solution à 1 pour 100).

Analgésie parfaite des membres inférieurs après 9 minutes.

Amputation de la jambe et extirpation des ganglions. Durée de l'opération : 3o minutes. A la fin de l'opération, retour de la sensibilité douloureuse.

OBSERVATION III

Femme de 55 ans. Carcinome cutané du genou. Propagation aux ganglions inguinaux.

Injection de o^{gr},o1 de cocaïne (2 centimètres cubes de la solution à 1/2 pour 100 à 2 minutes d'intervalle).

Analgésie après 5 minutes. Extirpation des ganglions et du carcinome.

Durée de l'analgésie : 35 minutes.

OBSERVATION IV

Fillette de 13 ans. Tuberculose du genou droit avec ankylose à angle aigu.

Injection de o^{gr},o1 de cocaïne (1 centimètre cube d'une solution de 1 pour 100).

Analgésie après 9 minutes. Résection totale du genou. Durée de l'opération : 5o minutes.

Il a pu opérer par cette méthode quatre cas de lésions portant sur les membres inférieurs.

M. Seldowitsch a noté chez trois de ses opérés des frissons, des vomissements, de la céphalée et une élévation de la température. Une autre de ses malades a eu une légère ascension fébrile, mais n'a présenté ni céphalée, ni vomissements.

M. Seldowitch se montre partisan de cette méthode ; les symptômes de céphalée et de vomissements n'ont jamais été que transitoires.

Il espère que la généralisation de ce procédé permettra à l'avenir de trouver la dose et le titre de la solution exacte, pour permettre une analgésie suffisante sans les symptômes pénibles de céphalée et de vomissements.

M. Tuffier (1) vient également de publier les résultats qu'il a pu obtenir dans son service de l'hôpital Lariboisière par les injections sous-arachnoïdiennes lombaires de cocaïne.

Nous reproduisons *in extenso* ses observations publiées dans la *Presse médicale* du 15 novembre 1899.

Observation I

Un homme de vingt-quatre ans, atteint d'un ostéosarcome récidivé du bassin, inopérable, et souffrant au point de ne plus

---

(1) Tuffier. Analgésie chirurgicale par l'injection de cocaïne sous l'arachnoïde lombaire. *La Presse Médicale*, 15 novembre 1899, n° 97.

être calmé même par la morphine, reçoit 2 centimètres de cocaïne au niveau de la 3e lombaire. L'analgésie débute par le pied du côté malade, gagne l'autre pied, remonte jusqu'à l'ombilic des deux côtés et persiste quatre heures ; elle est complète et le malade retrouve pendant ce temps l'usage du membre inférieur. Céphalalgie débutant six heures après. Une nouvelle injection est faite quarante-huit heures après ; même résultat de même durée, peu de céphalalgie, pas de suites opératoires. Frappé de ce résultat et ayant étudié le mode d'apparition, la durée et l'étendue de l'analgésie, je pratiquai l'opération suivante.

OBSERVATION II

Femme de quarante-quatre ans. Salle Elisa Roy. Sarcome récidivé de la cuisse droite, volume d'une tête de fœtus. Le 9 novembre, injection de 3 centigrammes de cocaïne en deux doses en solution au 1/5o, à deux minutes d'intervalle au niveau du bord inférieur de la 2e lombaire. Trois minutes après, fourmillements dans le pied et la jambe droite. Perte du sens musculaire après quatre minutes. Lavage. Savonnage de la région. Pas de douleurs mais sensation de contact. Analgésie du bassin au genou. Incomplète au-dessous; après six minutes, analgésie complète remontant jusqu'au mamelon.

Je pratique l'opération huit minutes après l'injection. Incision de 20 centimètres longitudinale. Incision transversale de dix centimètres coupant la première en croix. Dissection des quatre lambeaux, dissection de la tumeur qui se dissocie ou envahit les muscles profonds. Durée trois minutes. Le malade n'a pas éprouvé la moindre douleur. Ligatures vasculaires, sutures de la peau. Durée dix minutes. Après l'opération, léger malaise, nausées. Soif. Un peu de pâleur de la face. Le tout a disparu à la dix-huitième minute. La sensibilité reparaît une heure dix après la piqûre. D'abord aux pieds et à la partie inférieure et interne des jambes. Elle est normale une heure trente après la piqûre. Vomissements dans l'après-midi. Pas de céphalée. La malade est actuellement en parfait état.

La température est restée normale après l'opération. Pas de suites opératoires.

OBSERVATION III

Homme de quarante-sept ans, atteint d'une ankylose tibio-tarsienne droite en équinisme, consécutive à un écrasement du pied avec fracture bi-malléolaire datant de trois mois. Injection de 1 centigramme de cocaïne dans 1 gramme d'eau dans l'espace sacro-lombaire. L'anesthésie remonte jusqu'au genou à la sixième minute. Ténotomie du tendon d'Achille. Rupture difficile de l'ankylose et redressement du pied à angle droit. On entend les craquements des parcelles osseuses brisées. Le malade n'a pas la moindre douleur. Pas le moindre frissonnement, pas de céphalée, 38°. Aucune suite opératoire.

OBSERVATION IV

Enfant de seize ans, atteint d'une ostéite tuberculeuse du genou gauche avec abcès froid. Le 10 novembre, injection de 1 centigramme de cocaïne dans 1 gramme d'eau, à 10 h. 51. L'analgésie des membres inférieurs est complète à 11 h. 1 ; elle remonte jusqu'à la région ombilicale.

Incision de 8 centimètres sur la face interne du tibia. Evacuation et grattage d'un vaste abcès froid et du périoste sous-jacent. Evidement et résection de la tête du tibia. Indolence absolue. Analgésie jusqu'à midi 5. Céphalée. Pas de vomissements, pas d'accidents ultérieurs.

Observation V

Femme de vingt-quatre ans. Suppuration pelvienne ancienne ; utérus enclavé ; culs-de-sac vaginaux comblés. Le 10 novembre, à 11 h. 5o, injection de 2 centigrammes de cocaïne dans 2 grammes d'eau, entre la 4ᵉ et la 5ᵉ lombaires ; 11 h. 52, sensation de picotements dans les pieds ; midi, analgésie jusqu'au-dessus de l'ombilic. On pratique l'*hystérectomie vaginale*. Utérus immobile, ne peut être abaissé. Morcellement du col, puis du corps ; extirpation totale. Pincement en étages du ligament large. Pansement aseptique. Opération terminée à midi 13. Pendant ces treizes minutes, analgésie complète, les tractions ont été perçues au moment de l'abaissement du corps utérin. Les incisions, le pincement n'ont donné lieu à aucune sensation. Il y a eu un vomissement à midi 5. L'analgésie remontant à l'ombilic a persisté jusqu'à 1 heure. Un vomissement glaireux dans l'après-midi. Pas de céphalée, 38° le soir. Les pinces sont enlevées après quarante-huit heures. La malade est actuellement en parfait état.

Nous avons fait deux tentatives de laparotomie après injection cocaïnée. Nos résultats ont été négatifs.

Les conclusions de M. Tuffier sont les suivantes :

L'injection sous-arachnoïdienne lombaire de cocaïne donne une analgésie complète des membres inférieurs. La durée de cette analgésie rend possibles toutes les opérations chirurgicales sur ces membres. Cette injection, maniée prudemment, paraît inoffensive ; elle trouvera son indication dans les cas où l'anesthésie générale ne pourrait être employée.

Les titres, les doses, le véhicule de la substance analgésiante, les idiosyncrasies doivent être déterminés, précisés ; le siège exact de l'injection suivant la région à anesthésier mérite des recherches, avant de livrer à la pratique courante ce moyen thérapeutique qui, manié imprudemment, pourrait être dangereux.

Nos résultats sont dès maintenant acquis pour l'analgésie des membres inférieurs par une injection de 1 centigramme de cocaïne, d'une solution au 1/100 dans l'espace sacro-lombaire. Ils sont également positifs pour l'hystérectomie vaginale. Ils sont négatifs pour les opérations abdominales.

CONCLUSIONS

Le liquide céphalo-rachidien de l'homme ou de l'animal, à l'état physiologique, est pur de tout élément globulaire (leucocyte, hématie).

Il n'est pas, à l'état physiologique, doué de propriétés toxiques décelables par la méthode des injections intra-cérébrales.

Il jouit de propriétés bactéricides *in vitro* vis-à-vis des microbes pathogènes, pour lesquels il se montre favorisant *in vivo*.

Il ne possède pas de propriétés coagulantes vis-à-vis des humeurs non spontanément coagulables.

Il est un excellent milieu de conservation pour les globules blancs.

Au cours de l'infection ou de l'immunisation typhique, il n'acquiert aucune des propriétés agglutinatives ou préventives si facilement décelables dans le sérum sanguin.

Il ne se laisse pas pénétrer par l'iodure de potassium après l'ingestion ou l'injection sous-cutanée de ce sel.

Le liquide céphalo-rachidien est dans les méningites

infectieuses le facteur essentiel de la dissémination des microbes et de leurs toxines.

*
* *

L'enveloppe arachnoïdo-pie-mérienne oppose une grande résistance aux agents venus de l'extérieur, elle laisse passer au contraire dans l'organisme les substances déposées à son intérieur.

Le passage, la résorption de ces substances peut se produire soit à la faveur de phénomènes d'exosmose, soit à la faveur de diapédèse leucocytaire.

L'infection du liquide céphalo-rachidien se fait soit par ensemencement direct, soit par l'intermédiaire de la voie sanguine.

Le système lymphatique considéré comme voie éloignée d'apport canaliculaire ne joue aucun rôle dans le mécanisme de cette infection. Des leucocytes isolés et émigrés de certaines cavités très contiguës (nasale, oculaire, auriculaire), peuvent seuls, sous l'effet d'une réaction pathologique de ces cavités, favoriser, par leur migration, l'ensemencement de ce liquide.

Dans de certaines conditions (petit nombre des bacilles, virulence atténuée), les mailles des espaces sous-arachnoïdiens, et surtout des espaces sous-arachnoïdiens cérébraux, peuvent arrêter et fixer le processus envahissant des bacilles issus des vaisseaux (méningite en plaques).

Il est permis de rejeter l'opinion classique qui fait ouvrir à l'état normal les gaines lymphatiques périvasculaires dans les cavités sous-arachnoïdiennes.

Sicard.   10

Les injections sous-arachnoïdiennes, appliquées à l'étude des méningites infectieuses, ont permis d'élucider certains points obscurs d'étiologie et de pathogénie (rôle des gaines lymphatiques, du liquide céphalo-rachidien, rôle des toxines, spécificité de certaines lésions).

Appliquées à l'étude de certains poisons du système nerveux (morphine, cocaïne) ou de certaines antitoxines (sérum antitétanique), elles ont montré que la cavité sous-arachnoïdienne se révélait voie active plus efficace et plus rapide que la voie sous-cutanée.

Il est possible, par cette méthode et dans de certaines conditions, de localiser plus ou moins étroitement l'action d'une substance active sur les centres nerveux sous-jacents ou de disséminer ses effets à tout l'axe nerveux cérébro-spinal.

Les injections sous-arachnoïdiennes lombaires pratiquées avec prudence pourront ouvrir à la thérapeutique clinique une voie encore inexplorée.

La chirurgie a bénéficié de cette méthode. Les injections sous-arachnoïdiennes lombaires de cocaïne provoquent une analgésie suffisante pour permettre au niveau des membres inférieurs des opérations longues et délicates.

BIBLIOGRAPHIE

1766. Haller (A.). — Elementa physiologiæ corporis humani IV, lib. X, sec. V, p. 176-182.

1769. Cotugno. — De ischiade nervosa commentarius, in *Journal de phys. exp. et prat.*, 1827. VII, p. 85-96.

1825. Magendie (F.) — Mémoire sur un liquide qui se trouve dans le
— crâne et le canal vertébral de l'homme et des animaux mammifères. *Journ. de physiol. expérim.*, p. 27-37.

1827. — Second mémoire sur le liquide qui se trouve dans le crâne et l'épine de l'homme et des animaux vertébrés. *Journ. de phys. expérim. et prat.*, p. 1-30.

1828. — Mémoire physiologique sur le cerveau. *Journ. de phys. expérim. et prat.*, p. 211-299.

1839. Bourguignon (M.-R.). — Recherches sur les mouvements du cerveau. *Thèse*, Paris.

1842. Magendie (F.). — Recherches physiologiques et chimiques sur le liquide céphalo-rachidien. Paris.

1850. Longet (F.-A.). — Traité de Physiologie, tome II, p. 167. Paris.

1858. Bernard (Claude). — Leçon sur la phys. et sur la path. du système nerveux, tome I, p. 495-504. Paris.

1859. Robin (Ch.). — Recherches sur quelques particularités de la structure des capillaires de l'encéphale. *Journ. de la physiologie.*

1861. His (V.). — Untersuchungen über den Ban den Lymph-
drusen. Leipzig.

1869. Lépine. — Recherches sur les gaines lymphatiques du cerveau. *Société de biologie.*

1873. Paulet (V.). — Liquide céphalo-rachidien. *Dict. Dechambre,* XIV, p. 46-65.

1875. Key et Retzius. — Studien in der Anatomy des Nervensys-
tems und des Bindegewebes. Stockholm.

1876. Mosso (A.). — Introduzione ad una serie diesperienze sui
movimenti del cervello. Torino, 206-244.

1876. Salathé (A.). — Recherches sur le mécanisme de la circulation dans la cavité céphalo-rachidienne. Trav. du labor.
de M. Marey. II, 345-401.

1877. François-Franck. — Variations de la pression intra-crâ-
nienne et rythme cardiaque. Lab. de M. Marey, III,
273-292.

1878. Sée (M.). — Sur la communication des cavités ventriculaires
de l'encéphale avec les espaces sous-arachnoïdiens. *Rev.
mens. de méd. et de chir.* Paris, II, 424-428.

1881. Naunyn (B.) et Schreiber. — Ueber Gehirndruck. *Archiv.
für Pathol. und Pharmac.,* XIV, 1-112.

1886. Raymond (F.). — Des différentes formes de leptomyélite
tuberculeuse. *Revue de médecine,* 10 mars.

1887. Falkenheim (H.) et Naunyn (B.). — Ueber Hirndruck. *Arch.
für Pathol. und Pharmac.,* XXII, p. 261-305.

1887. Netter. — De la méningite due au pneumocoque (avec ou
sans pneumonie). *Archives générales de médecine.*

1891. Quincke. — Deie Lumbal punction des hydrocephalus.
Berliner Klinische Wochenschrift, 21 sept. 1891, n° 38.

1891. Toison (S.) et Lenoble (E.). — Note sur la structure et la
composition du liquide céphalo-rachidien chez l'homme.
Société de Biologie, III, 373-379.

1896. Chipault. — La ponction lombo-sacrée. *Académie de Médecine,* 6 avril 1897.

1897. Widal et Sicard. — Recherches sur le séro-diagnostic et la réaction agglutinante chez les typhiques. *Annales de l'Inst. Pasteur,* mai.

1897. Marie (R.). — Recherches sur la toxine tétanique. *Annales de l'Inst. Pasteur,* décembre.

1898. Martin (O.). — Méningite tuberculeuse expérimentale. *Soc. de Biologie,* 5 mars.

1898. Marfan. — *Traité des maladies de l'enfance,* Masson et Cie, éditeurs. Article : Méningite tuberculeuse.

1898. Concetti. — Chemische Untersuchungen über die hydrocephalische Flünigkeit und über shre Wirking geguiba Bactérien. *Archiv. für Kinderheilkunde,* 1898, p. 162.

1898. Sicard (A.). — Essais d'injections microbiennes, toxiques et thérapeutiques par voie céphalo-rachidienne. *Soc. de Biol.,* 30 avril 1898.

1898. Roux et Borel. — Tétanos cérébral et immunité contre le tétanos. *Annales de l'Inst. Pasteur,* avril.

1898. Jaboulay. — Drainage de l'espace sous-arachnoïdien et injection de liquides médicamenteux dans les méninges. *Lyon Médical,* 15 mai 1898.

1898. Jacob (P.). — Dural infusion. *Berliner Klinische Wochenschrift,* 23 et 30 mai, n°s 21 et 22.

1898. Chauffard et Quénu. — Tétanos. Guérison. *Presse Médic.,* n°

1898. Widal Sicard et Lesné. — Toxicité de quelques humeurs de l'organisme inoculées dans la substance cérébrale. *Soc. de Biol.,* 23 juillet et *Presse Médicale,* n° 62.

1898. Netter. — Diagnostic de la méningite cérébro-spinale (signe de Kernig, ponction lombaire). *Semaine Médicale,* 29 juin, n° 35.

1898. Heydenreich. — De la ponction lombaire. *Sem. Méd.,* 17 août, n° 43.

1898. Richet (Ch.). — *Dictionnaire de Physiologie,* tome II, fascicule III.

1898. Joffroy et Serveaux. — Détermination de l'équivalent toxique de la morphine chez le chien et chez le lapin. *Archiv. de méd. expérim.,* juillet 1898, n° 4, page 486.

1898. Peron (A.). — Méningite tuberculeuse. *Archives de méde-cino,* octobro ct novcmbro 1898.

1898. A. Sicard. — Inoculations sous-arachnoïdiennes chez le chien, voie crânienne, voie rachidienne. *Soc. de biol.,* 29 octobre.

1898. — Tuberculose et pneumococcie sous-arach-noïdiennes expérimentales. *Soc. de biol.,* 29 octobre.

1898. — Toxine et antitoxine tétanique par injections sous-arachnoïdiennes. *Soc. de biol.,* 12 novembre.

1899. Souques et Castaigne. — Contribution à la pathogénie du rhumatisme cérébral. *Société médicale des hôpitaux,* 9 juin.

1899. L. Martin et A. Vaudremer. — Études sur la pathogénic de la méningite tuberculeuse. *Société de biol.,* 19 no-vembre.

1899. A. Sicard. — Injection sous-arachnoïdienne de cocaïne chez le chien. *Société de biol.,* 20 mai.

1899. A. Bier. — Ueber Cocaïnisirung des Rückenmarks. *Deutsche Zeitschr. für chir.* t. 51, p. 361.

1899. Seldowitsch. — Ueber Cocaïnisirung des Rückenmarks. *Centralblatt f. Chir.,* n° 41, p. 1110.

1899. Tuffier. — Analgésie chirurgicale par l'injection de cocaïne sous l'arachnoïde lombaire, *Soc. de biol.,* 11 novembre et la *Presse médicale,* 15 nov., n° 97.

1899. G. Guillain. — La circulation lymphatique dans la moelle épinière. *Société de neurologie,* 9 nov.

1899. Philippe et Cestan. — Formes histologigues de la meningo-myélite tuberculeuse. *Société de neurologie,* 7 décembre.

1899. Lesné. — Étude de la toxicité de quelques humeurs de l'or-ganisme au point de vue expérimental et clinique. *Thèse,* Paris.

1899. Bizard. — Des injections intra-cérébrales. *Thèse,* Paris, 1899.

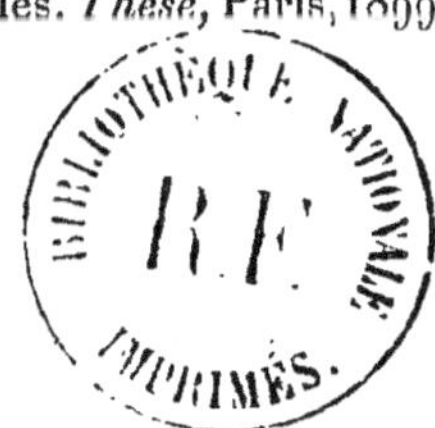

TABLE DES MATIÈRES

QUATRIÈME PARTIE

Injections sous-arachnoïdiennes chez l'homme. .

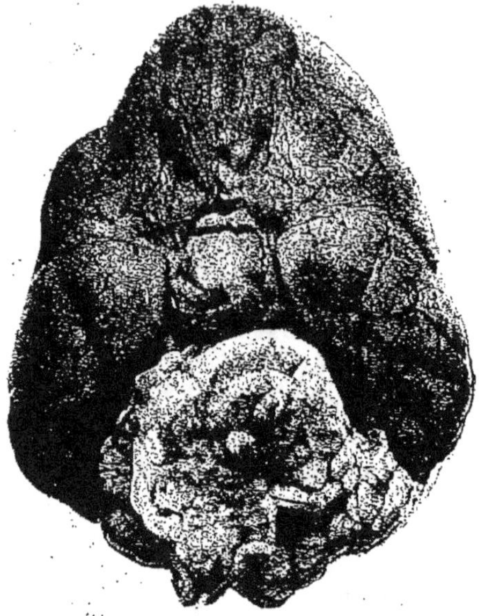

Fig. 1 (négatif Londe). — Cerveau de chien.

Méningite tuberculeuse de la base, obtenue après inoculation de bacilles de Koch par la voie
sous-arachnoïdienne lombaire.

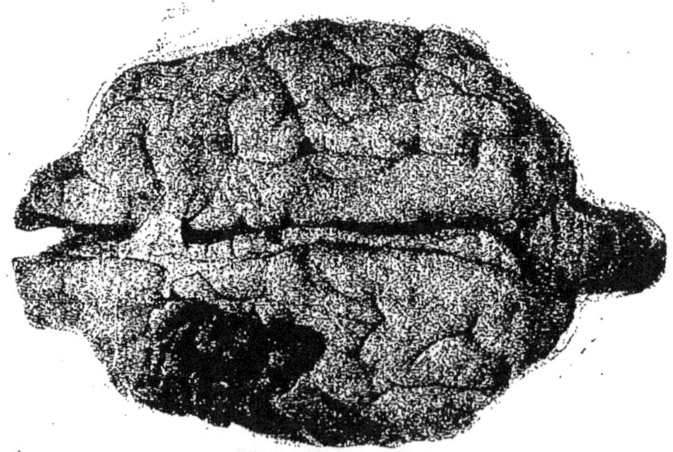

Fig. 2 (négatif Londe). — Cerveau de chien.

Méningite en plaques, obtenue après inoculation directe de bacilles de Koch sous l'arachnoïde
cranienne.

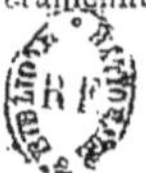

Georges Carré et C. Naud, Éditeurs.

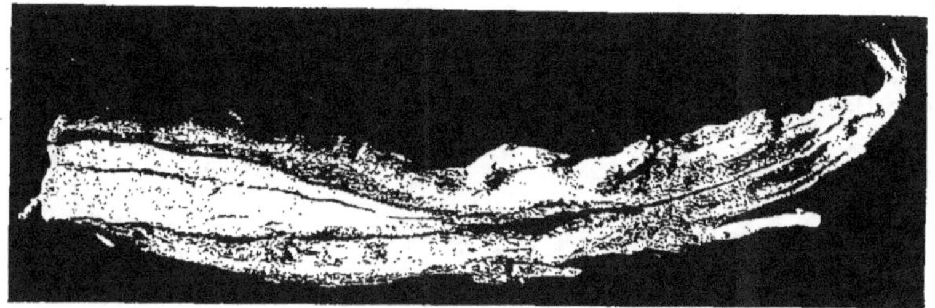

Fig. 3 (négatif Londe). — MOELLE DE CHIEN.

Pachyméningite, leptoméningite et myélite de la région sacro-lombaire, après inoculation de bacilles de Koch sous l'arachnoïde lombaire.

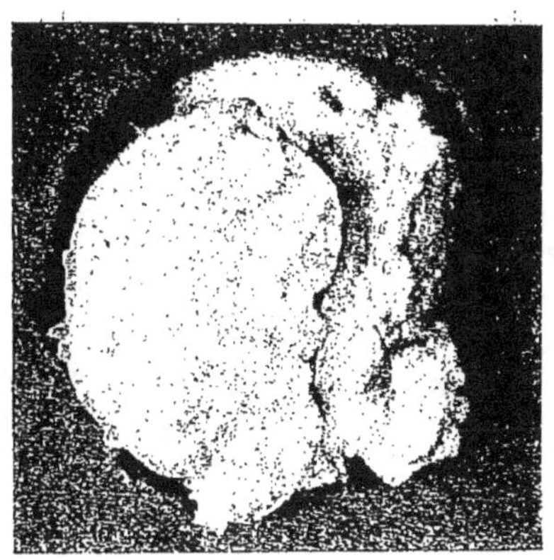

Fig. 4 (négatif Londe).

Pachyméningite, leptoméningite et myélite de la région lombaire, après inoculation de bacilles de Koch dans l'espace lombaire extra-dure-mérien.

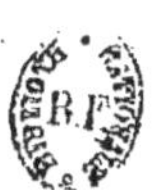

CHARTRES. — IMPRIMERIE DURAND, RUE FULBERT